上部消化管がん患者の術後機能障害評価尺度

DAUGS
Development of the DAUGS Scoring System

中村 美鈴　細谷 好則　土岐 祐一郎　矢野 雅彦　Alan T. Lefor　著

京都大学学術出版会

刊行によせて

　日本は，食生活との関連から諸外国と比較し，上部消化管がん，とりわけ胃がんに罹患する率が高い傾向が続いています。そのため，我が国は，手術件数も諸外国と比べ多く施行されており，上部消化管がんの手術において日本は主導権をもっていることも国際的に周知されています。

　手術を受けた多くの患者様は，手術後の機能障害に伴う複数の身体症状を長期的に抱えたまま生活しています。また，そのことが手術後の患者様のQOLに大きく影響している実態が複数の論文で報告されています。しかし，術後機能障害の評価方法や支援方法は，国内外において確立されていませんでした。そこで，私たちは，胃がんや食道がんにおける腫瘍そのものを切除できたとしても，消化管再建に伴う術後機能障害に苦しむ患者様の症状を何とか和らげたいと考えていました。そのためには，術後機能障害を客観的に評価できる尺度の確立が先決でした。

　以上の背景より，今回，世界初の上部消化管手術を受けた患者様の術後機能障害を評価するための尺度の開発に取り組みました。この研究には，2001年にシステマテックレビューを開始し，その後，約8年にわたり調査と検証を繰り返し，確立に至りました。尺度の開発は，自治医科大学を中心に，大阪大学，大阪府立成人病センターの3つの施設で取り組みました。本書は，実際の尺度開発のプロセスと信頼性・妥当性の検証，臨床への有用性について，記述したものであります。また，2013年2月に刊行しました『Evaluation of Dysfunction After Upper Gastrointestinal Surgery—Development of the DAUGS Scoring System』の日本語版に相当する内容です。

　これまで世に無い「上部消化管がん患者の術後機能障害評価尺度」の開発という目的と社会的責任から，慎重に，かつ，丁寧に取り組みました。ただ，気が遠くなるくらい，緻密でこつこつと地味な仕事でした……。研究を推進できたのは，多くの患者様，ならびに多くの臨床外科医師，臨床看護師，研究者のご協力・ご支援のお蔭と深く感謝いたします。今回の刊行にあたり，ご協力・ご支援をいただいたすべての方に感謝の意を心より表します。

命名は，Professor Alan Lefor のアイディアで，親しみやすく，中身をひと言で表現している DAUGS; Dysfunction After Upper Gastrointestinal Surgery（ドッグ）と決定しました。

　これまでの研究成果を体系化し，書籍の刊行によって，学術的な交流の礎となることを願っています。そして，上部消化管がん患者の術後機能障害の評価，患者様の QOL の向上に寄与したいという本質的に重要な役割を果たし得ることを祈念しております。さらに，手術後の機能障害の評価に関して，我が国から情報発信することで，学術的な交流が深く広く図れ，万国の上部消化管術後患者の QOL 向上に寄与できるよう今後も務めたいと思っています。読者の皆様から，忌憚のないご意見をいただけたら幸いでございます。

2013 年 8 月 3 日

執筆者を代表して　中村　美鈴

謝　辞

　これまで約 10 年間にわたり，取り組んできましたDAUGS（Dysfunction After Upper Gastrointestinal Surgery）に関する研究が書籍となり，社会へ情報発信できることに，心より感謝の意を表します。

　DAUGSの質問票を作成するにあたり，ご協力いただきました患者様，そして質問票の回答を快くお受けいただいた数千人の患者様に深く感謝いたします。患者様からの回答から，手術後の苦痛と苦悩を教えていただきました。さらに回答とは別途，時に励ましや応援の言葉をいただき，本当にありがとうございました。それらのエールがあったからこそ，研究を成し遂げることができました。

　元来，この研究は，大阪大学大学院城戸良弘教授のご指導のもと，取り組んだ研究でありました。これまで世に無い術後機能障害評価尺度の開発という重大性から，城戸教授には身を尽くしてご指導いただきました。その成果を発展させて，各先生方から研究協を得て執筆いただき刊行に至りました。研究を共に推進してきました戦友でもある自治医科大学の細谷好則准教授，常に英語をサポートしてくださいましたAlan・Lefor教授，食道がん手術の術式の開発に情熱を注ぎながらもご協力くださった大阪府立成人病センター消化器外科部長の矢野雅彦先生，日本で上部消化管がんの研究ではトップクラスの大阪大学大学院の土岐祐一郎教授に，深く感謝の意を表します。

　しかしながら，精度の高いDAUGS尺度を完成させるのは，決して容易ではありませんでした。振り返りますと苦労と困難が多くございましたが，皆様の支えや手助けがあり乗り越えられ，今ではその苦労や困難も思い出となりました。多大な医療スタッフの方々の協力とご支援があり，完成できた評価尺度と思っております。

　ただ皮肉なことに，尺度開発過程の最中に，実母が食道がんに罹患し自治医科大学で手術を受けました。さらに，Alan Lefor教授が胃がんで胃全摘をなさいました。これらの出来事があり，この尺度を完成させることはライフワークであり，運命だったのだろうと受け止めております。

　刊行にあたっては，日本学術振興会からの科学研究費助成金（研究成果公開促進

費；課題番号255241）の助成を受けており，深く感謝の意を表します。また，応援下さった京都大学出版会の鈴木哲也編集長，高垣重和様に感謝いたします。他に，DAUGS研究に関わって下さった協力者の方々のお名前を別欄に記します。研究に関わって下さったすべての方々のお名前を表記しますのは限界がございますが，すべての方々に対して，言葉では言い表せないほど感謝の気持ちで一杯です。

　今後は，このDAUGS尺度を用いて，上部消化管がん患者様の手術や術後のQOL向上に役立つ研究を推進し，手術後のQOLを支援していこうと確固たる信念を抱いています。さらに，患者様にとって，より簡敏で洗練した短縮版の尺度も出版予定でございます。

　読者の皆様から，DAUGS尺度について，忌憚のないご意見等を頂ければ幸いです。

2013年9月23日

中村　美鈴

〈研究協力者一覧〉

自治医科大学

永井秀雄先生,安田是和先生,俵藤正信先生,瑞木 亨先生,倉科憲太郎先生,春田英律先生,齋藤 心先生,横山 卓先生,平嶋勇希先生,佐久間和也先生,宇井 崇先生,段ノ上秀雄先生,佐藤泰子先生,村上礼子先生,棚橋美紀先生,小原 泉先生,松浦利江子先生,北村露輝先生,樅山定美先生,吉田紀子先生,安藤 恵先生

大阪大学

城戸良弘先生,門田守人先生,森 正樹先生,瀧口修司先生,藤原義之先生,梅下浩司先生,山本義和先生,師岡友紀先生,宮崎安弘先生,高橋 剛先生,黒川幸典先生,山崎 誠先生,宮田博志先生,中島清一先生

大阪府立成人病センター

宮代 勲先生,岸健太郎先生

他

目　次

刊行によせて　　i

謝辞　　iii

第1章　序論 ··· 1

Ⅰ．研究の背景　　3

Ⅱ．特定の問題　　5

Ⅲ．研究目的と意義　　5

第2章　研究の枠組みと先行研究 ··· 7

Ⅰ．研究の枠組み　　9

Ⅱ．用語の定義　　10

Ⅲ．上部消化管がん術後の病態と手術　　10

　1．胃がんの手術とそれに伴う術後機能障害　　11

　2．食道がんの手術とそれに伴う術後機能障害　　13

Ⅳ．術後機能障害と生活上の問題　　16

　1．術後機能障害と術後の生活　　16

　2．術後の生活における栄養状態回復と摂食行動　　17

　3．術後の生活における心理状態　　18

第3章　研究方法 ··· 21

Ⅰ．研究デザイン　　23

Ⅱ．研究対象 ── 本研究における対象者の選出基準　　23

Ⅲ．研究方法　　24

1. 術後機能障害評価尺度の開発過程（測定用具の作成手順）　25
　　2. 第1研究：尺度開発　項目作成；尺度案34項目作成に至るまでの検討　25
　　3. 尺度開発　26
　Ⅳ. 倫理的配慮と倫理委員会への申請　28
　　1. 倫理的配慮　28
　　2. 倫理委員会における承諾　29

第4章　尺度開発予備調査 ── 術後機能障害評価尺度（暫定版）の開発過程と検討　31

　Ⅰ. 予備調査の目的　33
　Ⅱ. 術後機能障害評価尺度（暫定版）の開発過程とその結果　33
　　1. 尺度項目の洗い出し　33
　　2. 尺度項目の決定　34
　　3. 測定形式の決定　34
　　4. パイロットスタディとその結果　34
　　5. プリテストとその結果　35
　Ⅲ. 尺度案34項目を用いた予備調査　36
　　1. 調査対象　36
　　2. 調査期間　36
　　3. 調査方法　36
　　4. 調査内容　36
　　5. 分析方法　37
　　6. 倫理的配慮　37
　Ⅳ. 予備調査の結果　39
　　1. 対象者の特性　39
　　2. 項目分析の方法　39
　Ⅴ. 術後機能障害評価尺度（暫定版）32項目の有用性に関する考察　47

第5章　尺度開発本調査 ── 術後機能障害評価尺度（暫定版）32項目の信頼性・妥当性の検討 49

Ⅰ．研究目的　51
Ⅱ．研究方法　51
　1．調査対象　51
　2．調査期間　51
　3．調査方法　51
　4．調査内容　52
　5．分析方法　52
　6．倫理的配慮　52
Ⅲ．本調査の結果　53
　1．対象者の特性　53
　2．病名，術式，術後経過　53

第6章　尺度の信頼性と妥当性の検討 57

Ⅰ．信頼性（Reliability）の検討結果　59
　1．Cronbachのα係数による検討　59
　2．再テスト法による検討　59
　3．妥当性（Validity）の検討結果　59
　4．術後経過期間別による各下位尺度得点の変化　61
　5．研究者グループ，専門家による尺度の最終決定　66
Ⅱ．臨床応用の有用性　68
　1．術後機能障害評価尺度32項目の開発過程について　68
　2．術後経過による各下位尺度得点の変化　69
　3．術後機能障害評価尺度32項目の臨床的応用について　70
　4．術後機能障害評価尺度の開発における今後の課題と展望　71

第7章 尺度の活用方法 ……………………………………………………………73

Ⅰ. 尺度（DAUGS32）の得点方法および平均値　75
Ⅱ. 臨床研究　78
　1. 自治医科大学附属病院でのDAUGSを用いた臨床研究　78
　2. 大阪府立成人病センターでのDAUGSを用いた臨床研究　81
Ⅲ. 臨床における有用性　82
　1. 胸部食道がんにおける頸部リンパ節郭清の有無による術後機能障害の差異　82
　2. 胃がん患者の術後機能障害の評価と社会復帰状況について　87
　3. まとめ　91

Appendix 1

Ⅰ. DAUGS32の質問項目　93
Ⅱ. 質問項目の分類　94

Appendix 2

幽門側胃切除術後再建（Billroth-I法 vs Roux-enY法）に関するRCT DAUGS20を用いた術後機能障害の結果　97

Appendix 3

I. 引用文献　103
II. 参考文献　109
　1. 尺度開発に関する参考文献　109
　2. 尺度項目の作成に用いた文献　110

索引　121

第1章

序論

I．研究の背景

　現在，がんは糖尿病や腎臓病と同じ慢性疾患の一つとして扱われるようになり，がんという病気をもちながら生活する長期生存者は増加している[1]。がん全体の長期生存患者（5年以上25年未満）をみると，2000年末で161万人に達している。また2015年における長期生存者数は，ほぼ倍増すると予測されている[2]。米国でも米国疾病予防管理センターの報告で，がん長期生存者は2001年980万から，2007年には1170万人に劇増した。このようにがん術後生存者は，医療技術の進歩や検診システムの充実により増加傾向にある[3]。さらにがん種別に見た長期生存者では，胃がん患者は48.1万人と第1位となっている[4]。

　胃がんの治療の一つとして，外科的手術療法がある。手術療法を行った患者は，胃の切除後や摘出後の消化管の再建により機能障害を起こし，小胃症状・ダンピング・逆流性食道炎・食欲不振・下痢・便秘・貧血・体重減少（痩せ）など，さまざまな身体症状を生じる[5]。食道がんについても同様に食道切除後や摘出後の消化管の再建に伴い，種々の身体症状を生じる[6,7,8,9]。

　胃がんや食道がんなどの上部消化管がん患者の手術療法に伴う機能障害は，年月の経過とともに消失するのではなく，年月が長期的に経過しても大半の患者が何らかの症状や愁訴を抱えながら生活している[10,11,12]。最近の報告では，術後5年後も一人平均8.3症状[13]，術後経過期間に関係なく一人平均5.5という症状を複数もち，症状が出現した場合の不快さに悩まされている[14]。また，がん術後患者はこれらの身体症状で悩む以外にも，医療従事者が予測している以上に再発・転移の不安を抱えている[2]。

　しかし，胃切除後に特徴的に出現する諸症状の評価や評価法の開発に関する研究報告は，国内外共に極めて少ない。過去においては胃切除後の諸症状の一つ一つを数としてカウントし，術後に現われる症状の数を評価していた報告もある。しかし，下痢や食欲不振など一つひとつの症状はそれぞれ内容が違うものである。また症状の強さや程度は個人差があり，その症状を数えて評価できうるものではない。さらに症状の辛さ・強さは，「痛みの評価」と同様に，その人個人が感じる辛さ・

強さの評価である。従って，胃切除後の諸症状の評価は，術後機能障害に伴う症状の強さ（intensity）を，患者がどの程度感じているのかを主観的に測定する方法が重要と考える。さらにその測定尺度の客観性を保つことが，評価尺度の核となる。

胃切除後の消化器症状の程度を評価する方法に関して文献を概観すると，現時点では1988年にスウェーデンで開発された胃腸症状チェック尺度（GSRS; Gastrointestinal Symptoms Rating Scale）[8)9)]とSTO22[10)]がある。しかし，GSRSは，元来，過敏性腸炎や消化管潰瘍などの良性疾患に伴う胃腸症状をもつ対象をもとに開発された尺度である。またGSRSは，QOLを定量的に測定する尺度であり，術後の消化器症状の出現頻度と術後QOLとの関連で調査し，消化器症状の出現頻度が高いほど術後QOLは低下すると報告されている[9)]。そのため，GSRSでは食道がんを始め，胃全摘や胃切除後の諸症状に対する評価については網羅できていないことになる。例えば，「胃が痛くて……」，「胃の膨満感のために……」というように胃が在ることを前提とした質問項目が多く，胃全摘出患者や胃切除術後患者の評価には適切ではない。GSRSは，胃切除患者の諸症状の総括的評価には適していないと考えられる。

STO22（EORTC gastric cancer module-QLQ-STO22）は，EORCT QLQ-C30（European Organization for Research and Treatment of Cancer core questionnaire）とFACT-G（the Functional Assessment of Chronic Illness Therapy, cancer instrument）から分化した胃疾患患者に特異的な症状を評価するための尺度である。STO22について，胃がん患者用として使用できるという報告もある。しかし，STO22は，胃がん患者でも特に化学療法や放射線療法を行なった患者に適応する尺度である。そのため，質問項目の中に，味覚の変化や脱毛についての項目はあるが，ダンピングに関する項目は一切ない。したがってSTO22も胃切除患者の諸症状の評価には問題があり，推奨できない。やはり，術後に限定した評価法が必要であると考える。

このような状況から，上部消化管がん患者の術後機能障害に伴う複数の身体症状の程度を測定する評価方法について確立されたものはない。

上部消化管がん術後生存者にとって，複数の症状が重複することに伴う生活上の問題が，手術後の生活の質を低下させると考える。また，これらの症状とその程度および生活上の問題についての長期的な実態の把握も十分ではない。さらに，身体

症状をもちながら暮らす上部消化管がん術後生存者は生活でどのように困っているのか，どのような思いや気持ちでいるのかについて，具体的に明らかにした研究報告は少ない。

以上述べたような背景を踏まえ，上部消化管がん患者の手術後に生じる機能障害の程度という主観を客観的に評価できる方法を体系化する必要があると考えた。

Ⅱ．特定の問題

上部消化管がん術後生存者は，がんそのものは治癒に向かっていても術後機能障害をもちながらの生活を余儀なくされ，その人らしい生活の適応に至るまでに身体的にも心理社会的にも問題を背負っている[17)18)19)]。手術後，機能障害をもちながらも，いかに自分らしい生活を患者自身の生活の中に組み込んでいけるかが，本人と，医師，看護職を含めた医療者側の重要な課題となる。このような課題を解決すべき，以下のような疑問がある。

1) 上部消化管がん術後生存者の術後機能障害の程度（重度）はどれくらいだろうか。
2) 術後機能障害の程度（重度）に伴い，手術後の生活においてどのように困っていることや問題があるだろうか。

Ⅲ．研究目的と意義

上部消化管がん術後生存者の術後機能障害の程度（重度）を客観的に評価するための尺度を開発し，信頼性・妥当性を検証する。

本研究の意義は，上部消化管がん術後に伴う機能障害の程度の客観的な評価と，近年増加傾向にある上部消化管がん術後生存者の生活上の困っていることや問題とその支援について，医学的な視点から探究することである。

上部消化管がん術後生存者の機能障害に伴う生活上の困っている内容や問題の実態を明らかにした研究報告は少ない。本研究の成果により，術後機能障害の程度の客観的な評価方法とその程度が明らかになれば，臨床において有意義な知見をもたらす。

　具体的には，術前オリエンテーションにおいて手術後の生活に関する内容を情報提供できる。それにより，患者とその家族にとって，手術後はどのような機能障害を生じるのか，或いは術後機能障害に関する対処や工夫の方法はあるのかなど，手術後の生活に関する内容やよりよい工夫方法を手術前に提供されることは，手術後の生活についてある程度見通しがつき，安心感をもつことができると考える。

　また，手術前に手術後に引き起こされやすい機能障害を知ることにより，患者とその家族が術式を選択する際の意思決定や患者の学習支援に資することも期待できる。

　さらに，医師にとっては，胃がんと食道がんの術式の評価ができ，患者の術後QOLに寄与する術式の開発が将来的に期待できる。看護師にとっては上部消化管がん術後生存者の機能障害の程度（重度）の評価と，それに伴う生活上の困っていることや問題に関する支援方法の示唆を得ることが期待される。そして，患者自身にとっては，術後機機能障害の程度を知ることで，自己の有り様を客観視でき，自己管理の指標として用い，生活をマネジメントするために活用できる。

　以上より，上部消化管がん術後の長期生存者が増加する中で術後機能障害の客観的評価と生活上の困っている内容や問題を明らかにすることは，支援内容ならびに方法の体系化に資する上で意義がある。

第2章

研究の枠組みと先行研究

第2章 研究の枠組みと先行研究

ここでは，研究の枠組み，用語の定義，上部消化管がん術後の病態と手術，術後機能障害と生活上の問題について述べる。文献検討の内容としては，本研究における主要概念である上部消化管がんの病態と手術および術後機能障害，上部消化管がん術後患者の生活上の問題および生活支援について概観する。

Ⅰ．研究の枠組み

上部消化管がん患者の手術後は，胃や食道の切除や切除部分の再建により，機能障害を生じる[6)〜14)20)〜27)]。術後機能障害に伴い，さらに何らかの生活上の問題をもちながら社会で暮らすことを余儀なくされる。

このように，上部消化管がん術後生存者は術後機能障害を抱え，再発への不安[2)]と何らかの生活上の問題をもちながら，手術前とは異なる生活を過ごすことになる。

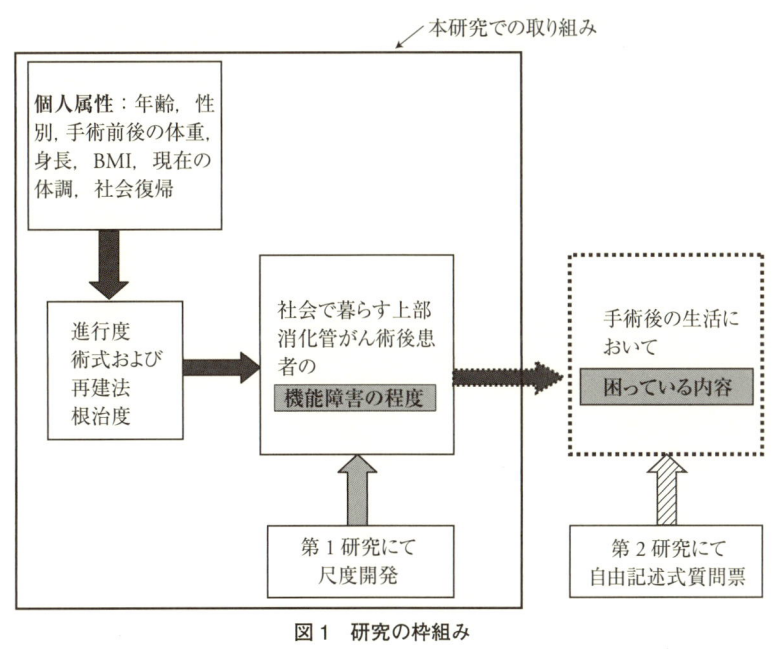

図1　研究の枠組み

Ⅱ. 用語の定義

　上部消化管がん　上部消化管とは，トライツ靭帯より口側の消化管を指す[28]。ここでは，食道，胃，十二指腸を指し，本研究では胃がんと食道がんに特定する。

　術後機能障害　術後機能障害とは，上部消化管がん切除の手術後の消化管の再建に伴い出現しやすい小胃症状，ダンピング様症状，逆流性食道炎，食欲不振，下痢，便秘，貧血，体重減少（痩せ）などさまざまな身体上の症状を起こしている機能の障害をいう[29]。ここでは，術後機能障害の程度は，術後機能障害の評価を得点化することによって示される。

　上部消化管がん術後患者　上部消化管がんの治療のために手術を受け，消化管の切除，或いは全摘した部分の再建により，何らかの身体症状（小胃症状，ダンピング，逆流性食道炎，食欲不振，下痢，便秘，貧血，体重減少（痩せ）等）を抱えながら暮らす患者のことである。

　生活上において困っている内容や問題　上部消化管がんの手術を受け，身体症状（小胃症状，ダンピング様症状，逆流性食道炎，食欲不振，下痢，便秘，貧血，体重減少など）をもちながら暮らすことに伴い，生活を営む上での支障や困っている内容をいう。

Ⅲ. 上部消化管がん術後の病態と手術

　消化管は，口から肛門まで食道・胃・十二指腸・小腸・大腸などの臓器が一連の移送機能と消化吸収機能をかね合わせ，管として成立している[31]。これらのうち，胃や食道などの消化管の手術は，病巣部を切除しその後は切除部分の代用臓器として，消化管としての一連の管となるよう何らかの再建手術が施行される。このような特性をもつ消化管の手術は，切除部位や範囲，および再建手術に伴い術後機能障害を起こし，消化・吸収におけるさまざまな症状を生じる[20)～29)]。

1. 胃がんの手術とそれに伴う術後機能障害

　胃切除の術式は，幽門側胃切除術・噴門側胃切除術・胃亜全摘出術などの部分切除術と，胃全摘出術とに大別される。幽門側胃切除術では幽門括約筋が失われると同時に胃の容積が減少する。幽門括約筋が失われると，摂取した食物が上部空腸内へ急激に移送されることに伴いダンピング症候群の引き起こす頻度が高くなる。ダンピング症候群は，食後の20～30分後に出現する早期ダンピング症候群と，2～3時間後に発生する晩期ダンピング症候群とがある。早期ダンピング症候群については，全身症状と腹部症状が日本消化器外科学会で定められている（表1）[5]。

　噴門側胃切除術では，噴門側が失われることで逆流防止機能の喪失と，胃の容積減少が起こる。逆流防止機能の喪失は，胃から食道への逆流を引き起こし，逆流性食道炎を生じる頻度が高くなる。逆流性食道炎の症状として，胸やけ・しみる感じ・狭窄感・苦水が上がる感じといった症状が出現する。幽門側温存の胃切除術の方が術後の愁訴は少ないと報告されている[12]。

　胃全摘出術では，胃が無くなるため胃の機能のすべてを喪失する。つまり，食物の貯留機能が無くなり，先述した噴門側と幽門側をも喪失するため，それらの機能のすべてを無くす。そのため，食物の貯留機能喪失，ダンピング症候群，逆流性食道炎など，さまざまな身体症状が個人差はあるが出現する[31]。また，術後の小胃症

表1　早期ダンピング症候群

全身症状	腹部症状
1. 冷汗	13. 腹鳴
2. 動悸	14. 疝痛
3. 眩暈	15. 下痢
4. 失神	16. 悪心
5. 顔面紅潮	17. 嘔吐
6. 顔面蒼白	18. 腹部膨満
7. 全身熱感	19. 腹部不快
8. 全身脱力感	20. その他の症状
9. 嗜眠感	
10. 頭痛・頭重	
11. 胸内苦悶	
12. その他の症状	

状を伴いやすく，少量の食事摂取で満腹感が出現しやすい[31)32)]。さらに，胃そのものの喪失に伴い胃酸分泌やペプシンの低下が起こり，カルシウムの吸収障害を引き起こす[5)]。そのため，胃全摘出術では術後5年以下，胃切除術では術後10年以上で高率の骨塩量の低下も引き起こす[23)]。

一方，再建法には，Roux-Y吻合術や結腸を胃の代用とするJパウチ法（空腸間置），その他，様々なバリエーションの再建方法がある。しかし，これらの再建法に伴う術後機能障害は，時間の経過と共に消失するわけではなく，術後遠隔期になっても患者にとっては機能障害を抱えながらの生活は長期的な経過をたどる[11)12)23)29)]。

先行研究から，胃切除後ならびに胃全摘出後の障害を術後早期と術後晩期に分けて，以下に記述した。

術後早期の障害；1）術後吻合部出血
　　　　　　　　2）吻合部縫合不全
　　　　　　　　3）吻合部通過障害
　　　　　　　　4）術後膵炎

術後後期の障害；1）残胃内容排出障害
　　　　　　　　2）小胃症候群
　　　　　　　　3）輸入脚症候群，盲係蹄症候群
　　　　　　　　4）腸管癒着障害
　　　　　　　　5）いわゆるダンピング症候群（早期ダンピング症候群）
　　　　　　　　6）食後後期低血糖症候群（晩期ダンピング）
　　　　　　　　7）逆流性食道炎
　　　　　　　　8）消化吸収障害（栄養障害），下痢
　　　　　　　　9）貧血
　　　　　　　　10）骨病変（骨軟化症）
　　　　　　　　11）胆嚢機能障害

2. 食道がんの手術とそれに伴う術後機能障害

　食道がんの治療法には，外科的手術療法，放射線療法，化学療法，内視鏡的粘膜切除術がある。治療法の選択は，通常，医師からそれぞれの治療法について，患者ならびに家族へインフォームドコンセントがなされた上で，患者の状態や病期によって決定される。

　食道がんの治療のひとつとして外科的手術が施行される場合は，がんの発生部位により，術式は異なる。手術は，一般的に開胸開腹による食道再建術が行われる。

　食道がんの手術は，頸部，胸部，腹部操作を伴い食道再建を行うため，術後の手術侵襲が大きい[32]。再建臓器には，胃，空腸，結腸を用いる。胃を胃管にして食道の代用とした場合は食物の通過がもっとも生理的であるが，胃の機能低下，逆流性食道炎，胃管潰瘍などの問題を起こしやすく，移送機能障害を生じやすい。

　空腸の場合は，胃の手術操作が少なく，胃の消化・吸収機能が維持される，血流の状態が良好であるなどの利点がある。欠点としては，吻合時の挙上制限があり，血流障害を起こす場合がある。また，術中の腸管操作が加わるため，術後イレウスを生じる危険性が高くなる。結腸の場合は，空腸と同様に，胃の消化・吸収機能が維持される。

　切除した食道の再建法には，胸腔内（後縦隔），胸骨後，胸骨前の3種類があり，病態や病変によって患者との相談の上で，再建法が決定される。胸腔内（後縦隔）の再建法は，もともとの食道の生理的な位置に近いため食物の通過は，比較的スムーズである。胸骨後の再建法は，再建臓器による心臓や肺の圧迫症状が生じる場合もある。胸骨前の再建法は，再建臓器の長さを十分に要する。そのため，吻合部の血流障害や過緊張を起こしやすく，縫合不全の危険性が高くなる。再建臓器の経路が皮下のため，食物摂取時の食物移送が視覚化され，患者はボディイメージの変調による苦痛を生じる場合もある。

　他，リンパ隔清やがんの進度によって反回神経麻痺を起こし，嗄声，誤嚥を起こしやすくなる。また，食事開始後は，吻合部狭窄による嚥下障害や違和感のため，食事摂取量が低下する。胃の噴門部を合併切除した場合は，逆流性食道炎を生じやすく[24]～[27]，嚥下障害，移送障害，摂食機能障害が起こる。

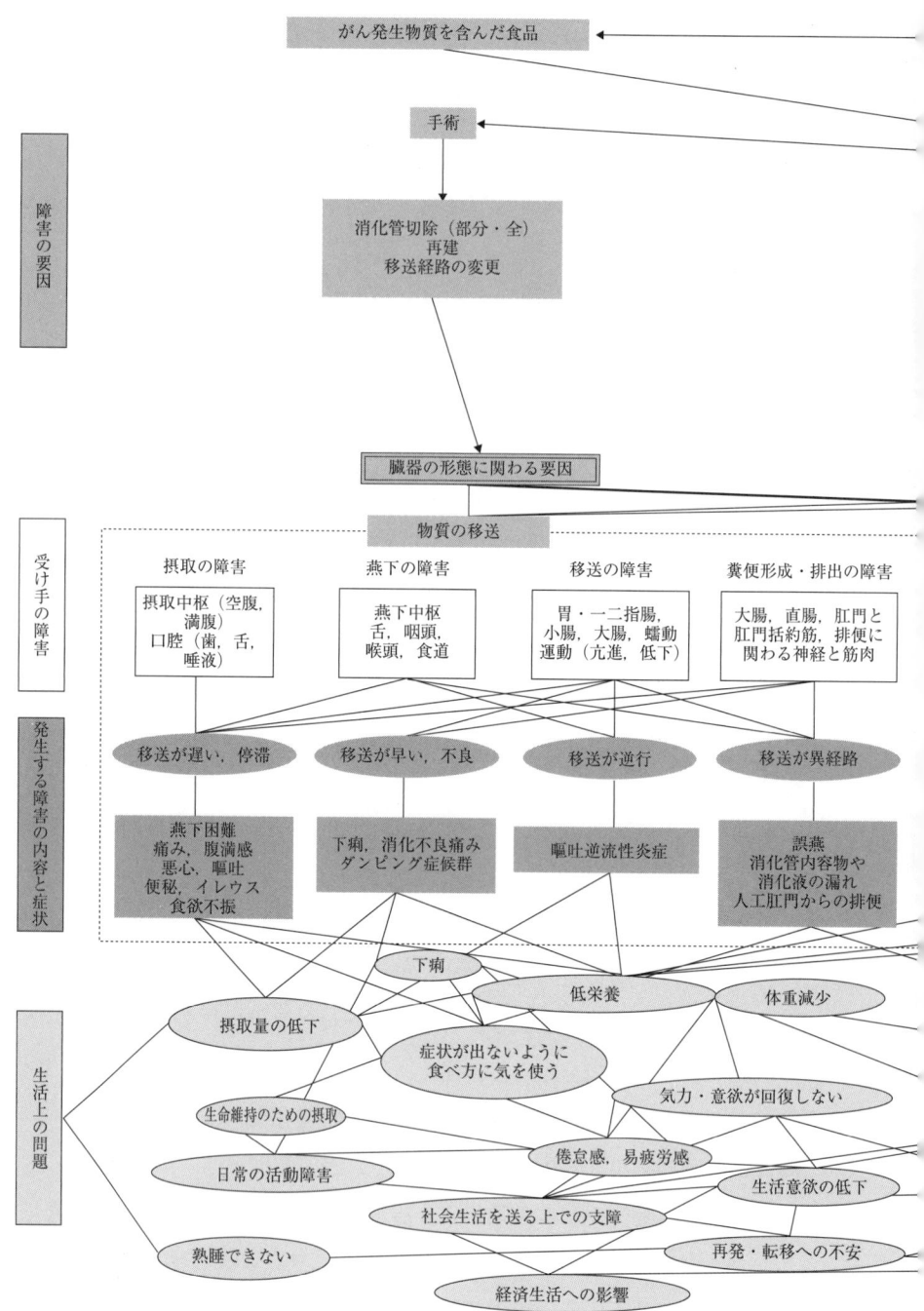

図2 上部消化管術後患者の術後機能障害と生活上の問題

第 2 章 研究の枠組みと先行研究　15

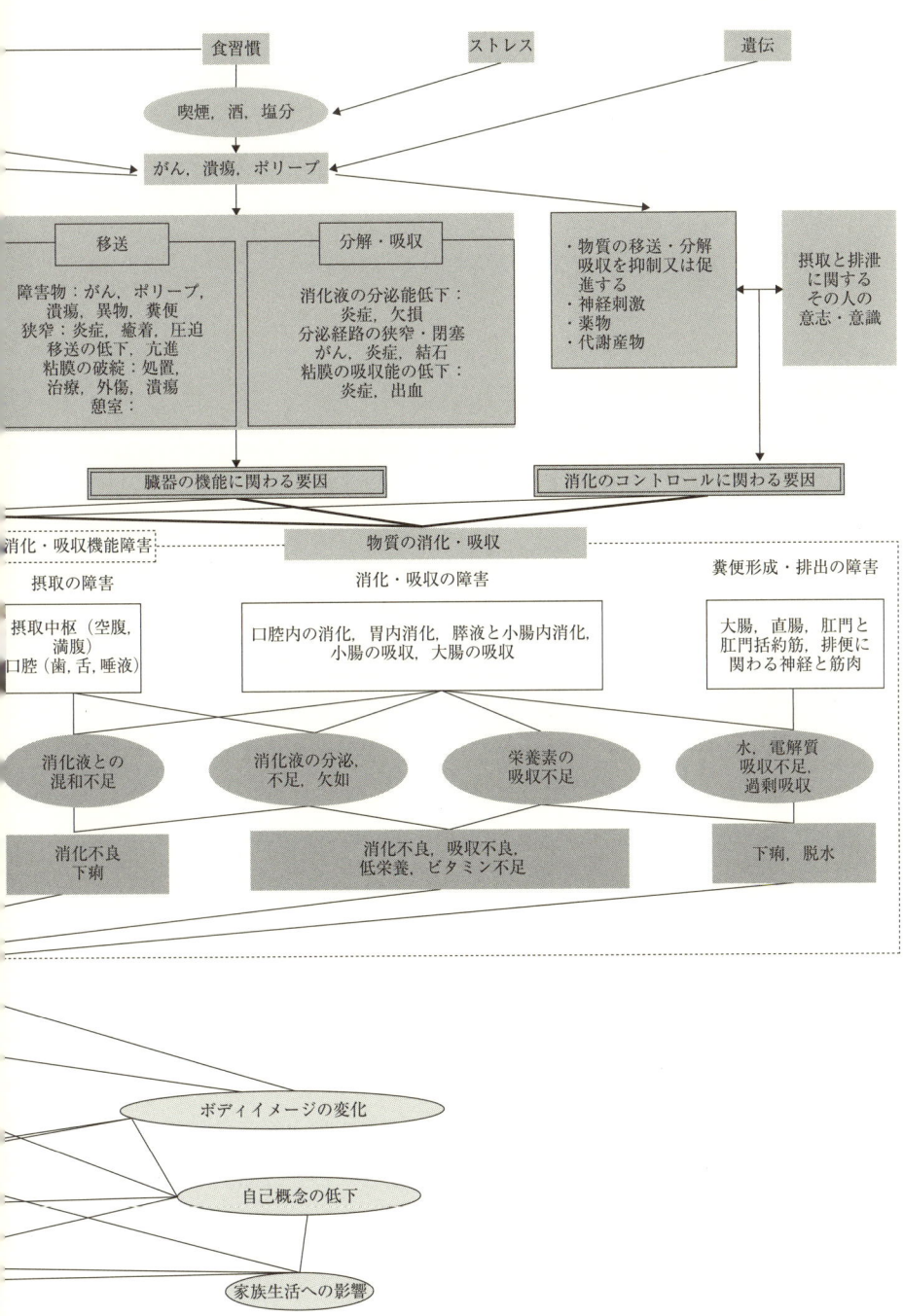

これらを踏まえて，胃がんや食道がんの手術により消化管を切除し再建した場合，起こりやすい機能障害の要因と発生する内容と症状を次のページに図式化した（図2）。

Ⅳ．術後機能障害と生活上の問題

1．術後機能障害と術後の生活

　上部消化管がん術後患者の生活については，生活上の問題や障害を取り上げた研究報告は少なく，術後の症状や術式別の機能評価やQOL（Quality of Life，以下QOLと記す）に関する報告が大半であった。

　目時らは，胃切除術後のダンピング症候群と逆流性食道炎は，切除範囲に関わらず患者の約半数が2年間程度で症状は消失しているが，小胃症状は部分切除で約6ヶ月程度継続し，胃全摘では術後年数が経過しても継続している状況であり，胃全摘の場合は術後の身体症状の頻度も高く患者はつらい状況が継続すると報告している[30]。

　一方，他の報告によるとダンピング症候群と逆流性食道炎で悩んでいる患者は，術後5年経過しても多数存在している[13]。このように身体症状に関する報告内容は，報告論文によって内容の違いがある。また，手術後約95％の患者が体重減少で悩んでおり[18]，このことは社会復帰に影響を及ぼしたり[12,20]，術後のQOLを損なうとの報告がある[17]。

　噴門側胃切除術後のQOLの評価を再建術式別に行い，2/3噴門側切除群の方が4/5切除や胃全摘群より食事摂取は良好で，体重減少も少ないことは報告されている。その理由は，残胃の切除範囲の相違によるものであると述べている。そのため，残胃を可及的に温存することを推奨している[35]。また，QOLを定量的に測定する方法として，胃腸症状チェック尺度（GSRS; Gastrointestinal Symptoms Rating Scale）[15,16]を用いて，術後の消化器症状の出現頻度と術後QOLとの関連を調査し，消化器症

状の出現頻度が高いほど術後QOLは低下するとの報告もなされている[16)36)]。他，再建法の一つとして，結腸を用いて胃の代用とするJパウチ法では，術後QOLが高まるという報告がある[37)38)]。いずれも身体症状や術式と術後QOLとの関連性の内容に留まっており，その人の手術後の身体症状に伴う生活上の困っている内容や問題には言及した報告は少なかった。

しかしながら，これらの論文の多くは，QOLについての明確な定義がなされていないために，比較して議論することは困難である。

2. 術後の生活における栄養状態回復と摂食行動

数間は，摂食行動をセルフケア行動ととらえ，開腹法による胃がん術後患者の心理・社会的要因，身体・疾病要因，摂食行動および栄養状態回復の関連性を検討している。栄養状態の回復指標として，看護師独自で測定できる上腕筋囲（AMC: Arm Muscle Circumference）を最も適切な指標であると述べている[40)]。その回復指数や筋蛋白量を測定し，食事摂取エネルギー量が多いものほど栄養状態の回復が良いことを明らかにした[41)]。さらに，摂取量比を高める要因は食欲であり，逆に摂取量比を低める要因には食後の休息をとる程度，再入院回数，術後合併症の辛さの程度，逃避的対処行動（問題解決の回避，或いは問題からの逃避的傾向）が関連していることを明らかにした[42)43)]。このように，摂食行動と栄養状態回復について一連の報告をしているが，術後患者の生活上の困難さにおいてどのような問題があるのかまでは言及していない。

術後から退院までの術後患者の不定愁訴の中で食欲不振は最も発生頻度が高く，胃部分切除では術後10日目，胃全摘出では術後13日目に摂取減退期があることが報告されている[44)]。食欲不振の原因として味覚や嗜好の変化をあげているが胃がん術後患者39名（胃部分切除27名，胃全摘出12名）の実態調査であり，対象者が少なく結果の一般化には限界がある。

一方，退院後の報告については，胃部分切除では術後摂取カロリーが最も高かったのは退院3ヵ月後であったが，胃全摘患者の4割は基礎代謝量を満たしていないなど，摂取量の低下が明らかである[45)]。

人間が口から食物を食べるという営みは基本的欲求であり，栄養補給以外にも家族や知人とのコミュニケーションを図る上で重要な位置づけにある[46]。そのため，上部消化管がん術後患者について，手術後の再建方法による症状により食べたくても食べられない状況が続くと鬱状態になるとの研究報告もある[47]。上部消化管がん術後の再建の患者は，いずれの術式でも術後の回復過程における食事療法が重要になってくる。食事療法そのものは，分食・消化の良い物・時間をかけてゆっくり食べるなどいくつかポイントがある。それは糖尿病や慢性腎不全の食事療法のように制限の厳しいものではなく，また患者にとっては比較的理解しやすい内容であると考える。しかし，その一方で食事療法の必要性を患者が理解しているのに実践できない場合があったり，それ以外にも家族に気兼ねがあったり，社会復帰後の職業生活の中に食生活を組み入れることの難しさ等の問題が大きく関わっているとの報告がある[43]。

3．術後の生活における心理状態

　日本においては，上部消化管がん患者の術後に関する報告は，術式別の身体症状の出現，食事療法の指導，栄養状態回復や身体症状の経過の実態調査についての報告が大半を占めており，文献数も何百と存在する[11,48,49,50,51]。術後の身体症状の経過や栄養指導・栄養状態に関する研究と比較し，心理状態について研究報告されたものは極めて少なかった。

　その中のひとつとして，高橋は，上部消化管がん患者の病名の受け止めと心理的プロセスの変化を観察し，患者本人の心理状態が変化する時期は身体状態が変化する時期と同じであることを報告している[51]。他には，手術後から退院までの対処行動に関する内容[52]や手術後2ヶ月に至るまでの内容[49]に留まっており，それ以後の心理状態についての報告は少ない。上部消化管がん術後患者は，消化管の再建法に伴い術後機能障害を生じ，患者本人が思うようには食べられず，日常生活の中で食事療法（養生法）を実施できない場合が多く，それに伴う心理的負担も大きい。さらに，食生活について，食事開始時の内部感覚の変化による食事摂取に伴う辛さ，心配，恐怖感についての報告がある[52]。

その他，がんの長期生存者に関する調査においては，全般的に医療従事者が考えている以上に再発に関する精神的・心理的不安を抱えていることが明らかにされている[2]。さらに，がん医療に従事する看護職を対象とした調査では，看護職自身に長期がん生存者という視点が十分に認識されていない傾向が示唆されており，がん生存者に対するケアは十分に確立されていない。

このように上部消化管がん患者の術後の生活における心理面の問題を取り上げた内容は少なく，そのことに伴う生活上の問題に関する研究報告も少なかった。

第3章

研究方法

この章では，研究デザイン，研究対象，研究方法について述べ，最後に倫理的配慮について記述する。

Ⅰ．研究デザイン

　上部消化管がん切除患者の術後機能障害の程度を客観的に測定する尺度を開発し，術後機能障害の程度を量的に評価する量的記述研究である。

Ⅱ．研究対象
本研究における対象者の選出基準

　尺度の開発過程は，インタビュー調査，パイロットスタディ，プリテスト，予備調査，本調査という段階を必要とする。各段階における各調査対象者の選出基準を以下のように設けた。

1. 研究参加への同意を得られた患者
2. 上部消化管がん（胃がんと食道がん）で手術後3ヶ月後から3年経過した患者
3. 痴呆・失認がなく言語的コミュニケーションが可能な患者
4. 今回の手術が再手術ではない患者
5. 調査する3ヶ月以内に術後の化学療法・放射線療法の治療を受けていない患者
6. 術後，再発徴候のない患者
7. 他の消化器系の合併症がない患者

　上記の選出基準にあてはまる対象者を外科医の協力を得て，無作為に抽出し調査を行った。臨床の医師と看護師とは事前に打ち合わせを行った。

Ⅲ．研究方法

本研究における尺度の開発過程を図3に示した。

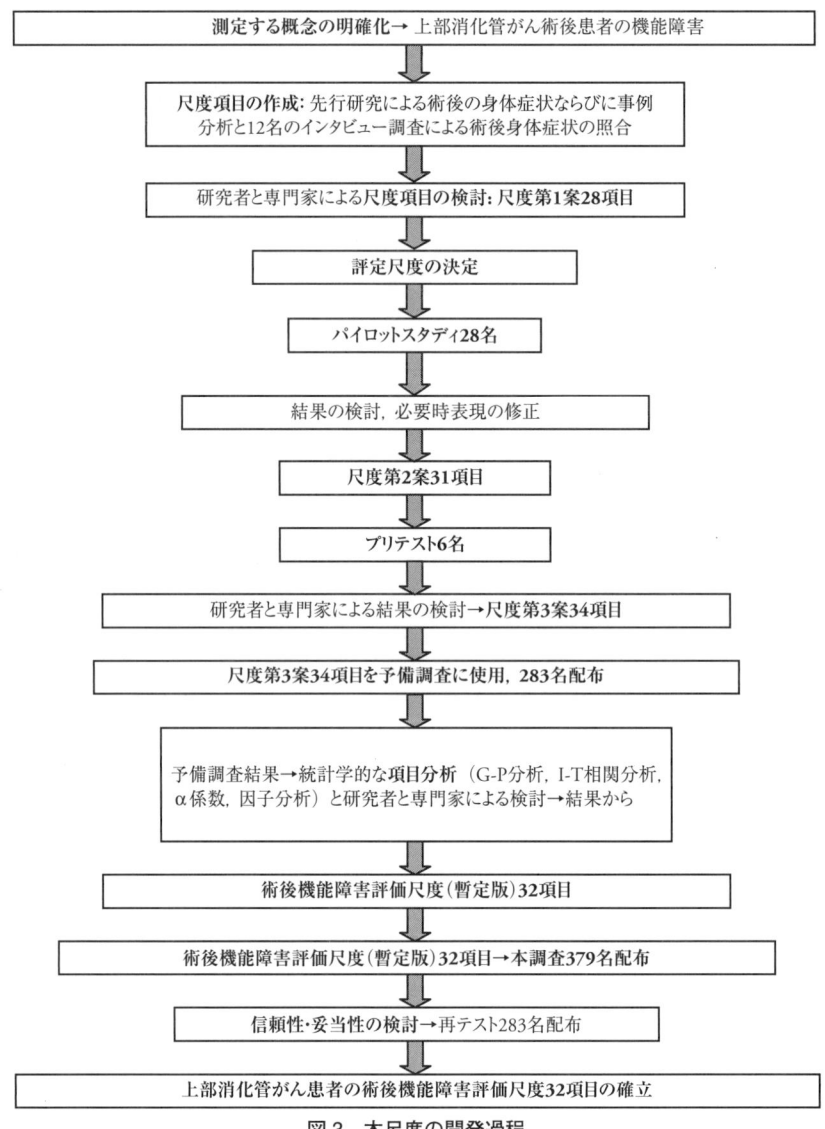

```
測定する概念の明確化 → 上部消化管がん術後患者の機能障害
          ↓
尺度項目の作成：先行研究による術後の身体症状ならびに事例
分析と12名のインタビュー調査による術後身体症状の照合
          ↓
研究者と専門家による尺度項目の検討：尺度第1案28項目
          ↓
評定尺度の決定
          ↓
パイロットスタディ28名
          ↓
結果の検討，必要時表現の修正
          ↓
尺度第2案31項目
          ↓
プリテスト6名
          ↓
研究者と専門家による結果の検討 → 尺度第3案34項目
          ↓
尺度第3案34項目を予備調査に使用，283名配布
          ↓
予備調査結果 → 統計学的な項目分析（G-P分析，I-T相関分析，
α係数，因子分析）と研究者と専門家による検討 → 結果から
          ↓
術後機能障害評価尺度(暫定版)32項目
          ↓
術後機能障害評価尺度(暫定版)32項目 → 本調査379名配布
          ↓
信頼性・妥当性の検討 → 再テスト283名配布
          ↓
上部消化管がん患者の術後機能障害評価尺度32項目の確立
```

図3　本尺度の開発過程

次に尺度開発過程について，具体的に記述する。

1. 術後機能障害評価尺度の開発過程（測定用具の作成手順）

尺度の開発手順は，DeVellis, R. F[53]，Measurement Strategies in Nursing の Procedure[54]，岡谷・河口[55]，の方法に基づいている。その他，資料1に示した生理的尺度開発，心理社会的尺度開発の方法を参考にした。

尺度の開発過程においては，測定する概念の明確化，尺度項目の検討，パイロットスタディ，表現の検討，尺度項目の決定，予備調査と本調査に分類される。

以下に，術後機能障害評価尺度（暫定版）作成に至るまでの予備調査の方法と，術後機能障害評価尺度の信頼性・妥当性の検討を行うまでの手順を具体的に述べる。

2. 第1研究：尺度開発 項目作成；尺度案34項目作成に至るまでの検討

1) 上部消化管がん術後生存者がどのような術後機能障害を抱えているのかを把握するために，先行文献による事例分析とインタビュー調査による帰納的に抽出した結果から，その現象を整理した。

  先行文献による事例分析については，過去約10年間（1992年から現在に至る）の上部消化管がん術後患者の事例を多く取り上げた和洋の雑誌や書籍から，術後の術後機能障害に関する記述を抜粋し分類した。

  インタビュー調査では，A大学附属病院の消化器外科外来にて，研究に対する同意の得られた上部消化管がん術後患者で，身体症状がある程度安定し社会生活が拡大されつつある術後1～3年経過した患者約12名（内訳：噴門側胃切除，幽門側胃切除，胃全摘，胸骨後食道胃再建術，胸骨前食道胃再建術，縦隔内食道胃再建術を受けた各2名ずつ計12名）に，インタビューガイドを行い，術後機能障害の実態を把握した。

2) 先行研究による事例分析から抽出された身体症状と，インタビューから帰納

的に抽出された身体症状を比較検討し，尺度項目を作成した。尺度項目を研究者および臨床の専門家（医師および看護師）とともに内容を検討後（内容的妥当性），尺度第1案28項目を作成した。

3) 尺度第1案に項目毎に5段階の間隔尺度をもうけた。他，調査依頼文，研究同意書，フェースシートを作成した。調査票とその他の用紙に関して，質問項目を質問票として，適切な言い方であるかどうかの検討を行った。
　これらの用紙を用いて，パイロットスタディを28名に行った。その結果を検討し，研究者および専門家にて検討し，必要に応じて尺度項目の修正・追加を行い，尺度第2案項目31項目を決定した。

4) 尺度第2案，調査依頼文，研究同意書，フェースシートを用いて，A大学附属病院の外科外来にて，研究に対する同意が得られた上部消化管がん術後患者にプリテストを6名（胃がん4名，食道がん2名）に実施した（この場合の対象は本調査と同様の選出条件のもとに行った）。プリテストは，外来受診時に臨床の外科医師，看護師の協力を得て調査責任者が行った。プリテストの結果から質問票の必要な修正を行い，予備調査で用いる術後機能障害評価尺度（案）34項目を決定し，予備調査に使用することとした。その他，関連する用紙類も必要に応じて修正し，予備調査に用いる質問紙の内容の決定を行った。

3. 尺度開発

(1) 予備調査 —— 術後機能障害評価尺度（暫定版）32項目作成に至るまでの検討

1) 修正された術後機能障害評価尺度（案）34項目を用いて，調査対象の選出基準を満たす患者283名に対して予備調査を実施した。調査機関は，A大学附属病院とB大学附属病院で郵送法を用いて行った。A大学附属病院分は，調査依頼文，フェースシート，術後機能障害評価尺度34項目（案）を返信用封筒と共に封筒に入れ郵送し，回答の返信を持って，同意を得られたとした。B大学附属病院分は，調査依頼文，研究参加への同意に関する説明書，同意書（3枚複写；

研究者控え，患者控え，病院控え），フェースシート，術後機能障害評価尺度34項目（案）を返信用封筒と共に封筒に入れ郵送し，同意書への署名を依頼した。さらにその同意書のうち，患者控えには研究者の署名をして再郵送した。

2) 予備調査の結果をデータ入力し，因子分析にて解析を行った。因子の数の抽出は，固有値と固有値寄与率，累積固有値寄与率の算出から，最もよい結果をもたらした時の数とした。そのため因子の数を何通りかに定めて分析を行う必要があった。
・術後機能障害の構造を明らかにするために，共通性の推定値を1とし，あらゆる回転軸で分析し，研究者および専門家が最もよい結果であると考えた因子構造を検討した。
・回転後の因子負荷量をもとに抽出された各因子に命名した。
・その結果から尺度項目の追加や削除内容を検討した。

予備調査の結果を統計学的検討および専門家の検討を十分に行い，術後機能障害評価尺度（暫定版）32項目を確立した。

(2) 本調査 ── 術後機能障害評価尺度の信頼性と妥当性の検討

1) 内容的妥当性を検討して作成した術後機能障害尺度（暫定版）32項目を用いて，A大学附属病院とB大学附属病院の患者選定の基準を満たした379名に郵送法にて実施した。

A大学附属病院分は，調査依頼文，フェースシート，術後機能障害尺度（暫定版）32項目調査票を返信用封筒と共に封筒に入れ郵送し，回答の返信を持って，同意を得られたとした。B大学附属病院分は，調査依頼文，研究参加への同意に関する説明書，同意書（3枚複写：研究者控え，患者控え，病院控え），フェースシート，術後機能障害尺度（暫定版）32項目を返信用封筒と共に封筒に入れ郵送し，同意書への署名を依頼し回答と同意書の返信を持って同意を得た。

2) 本調査の結果をもとに，統計学的手法を用いて信頼性と妥当性を検討した。尺度の信頼性と妥当性には，少なくとも各2つ以上の確立が必要とされている[53]。

信頼性の検討に関しては，測定尺度の各項目が想定しているものを測定しているかどうかを検討するために内的整合性法にて，Cronbachのα係数を求め，等質性を確認した。

もう一つの検討方法として，本調査を行った同対象者に再テストを本調査後約2～3週間後[57]に行い，回答の一致度を相関係数で示し確認した。この場合は，身体症状の測定に影響しないと考えられる対象で，本調査を行った対象に行った。

妥当性の検討に関しては，既知グループ技法を用いて各術式による結果の違いを分析し，構成概念妥当性を検討した。また，探索的因子分析を行い，抽出された下位項目の因子構造の分析により，因子的妥当性を検討した。下位尺度ごとに影響する要因ならびに経時的な変化の有無を検討し，尺度の精度について吟味した。

3) 術後機能障害評価尺度（Dysfunction After Upper Gastrointestinal Surgery; DAUGS; ドック）の開発過程と信頼性・妥当性に関して論文にまとめた。

Ⅳ．倫理的配慮と倫理委員会への申請

本節では，本研究における倫理的配慮の内容について述べる。

1. 倫理的配慮

(1) 対象者の保護

患者の権利を守るため，個人情報保護の原則を踏まえ，提供すべき情報内容は以下の通りである。郵送法で行う予備調査と本調査の場合は，これらの内容を内包した調査依頼文を同封し，大学ごとに後述する方法を用いて対象者から研究参加への同意を得た。

また，インタビュー調査，パイロットスタディ，プリテストの場合は，口頭にて以下の内容を説明し，対象から同意書に署名を得たうえで，調査を進めた。

①研究内容，②参加方法，③不快と危険・手間・身体的負担，④利益と不利益，⑤参加の取り消し，⑥データ収集や処理等におけるプライバシーの保護，⑦問い合わせ先，⑧研究結果の公表方法

(2) 対象者となることの承諾

研究者は対象者が通院している医療機関を通して研究協力を依頼する場合は，対象者が研究依頼を圧力と感じないように配慮した。自由意志での参加協力を依頼した。調査の途中でいつでも辞退できること，また辞退しても治療や看護には一切影響しない旨を伝えた。調査を行う対象機関における倫理委員会での承認を得た上で研究を進めた。

(3) データ収集に際しての配慮

調査に関して疑問や不安が生じた場合，研究参加者がいつでも研究者に連絡が取れるよう調査責任者および指導教授の連絡先を明記した。また，調査に関して直接的に医療者の方へ問い合わせが入った場合に，どのように対処するかを事前に検討した。また，インタビューを行う場合は研究同意を得たあと，外来受診時の待ち時間に，インタビュー用に設けた部屋で行う。外部に声が漏れないよう，プライバシーの保護には十分配慮する。

(4) 対象者から得たデータの守秘

調査で得られた内容は匿名性を保ち，結果は目的以外に使用しないことを約束した。回収後は，封筒は処分し，調査用紙はID番号を入れ鍵のかかる場所に保管した。データは，コンピューターに入力し，その後は調査責任者がメディアに落とし鍵がかかる場所に適切に保管した。データを入力した調査用紙は論文発表後にシュレッダーにかけ破棄する。

2. 倫理委員会における承諾

先に述べた具体的な倫理的配慮の内容をまとめ，大学病院における倫理委員会で

の承諾，各施設長の承諾を得た上で研究を進めた。また患者の権利を守るため研究参加への同意を得る際，以下の情報を対象者に提供した。

　(1) 研究目的と参加方法について
　(2) 研究参加への手間，身体的負担について
　(3) 研究への参加に同意しない場合でも不利益を受けないことについて
　(4) 研究への参加を同意した場合でも随時これを撤回できることについて
　(5) 個人情報の保護について
　(6) 診療録の閲覧について
　(7) 研究結果の公表方法について
　(8) 問い合わせ先

　インタビュー調査とパイロットスタディ，プリテストを行ったA大学病院では，口頭と文書を用いて外来通院患者に待ち時間を利用し，外来受診後に担当医より簡単な説明を受け，その内容に応じた対象者に研究概要および研究参加への同意に関する内容を調査責任者が説明した。必要内容を説明後，参加への同意が得られた対象に署名を依頼し，各段階の調査を実施した。

　A大学病院では，調査票を患者へ郵送する際，研究概要および同意に関する内容を文書にて説明し，調査票の回答の返信をもって研究参加への同意を得たとみなした。B大学病院では，研究概要および同意書3通（本人控え，研究者控え，病院控え）署名後，回答と共に，再度研究者宛に郵送してもらい，次に研究者が署名をして1通（本人用）を返信した。このような段階を踏まえて，第1研究およびに第2研究を進めた。それぞれの研究における具体的研究方法や倫理的配慮については，各章において述べることとする。

第4章

尺度開発予備調査

術後機能障害評価尺度（暫定版）の開発過程と検討

この章では，上部消化管がん患者の術後機能障害評価尺度（暫定版）の決定に至るまでの開発過程，予備調査の方法，結果，尺度（暫定版）の有用性の検討について述べる。

Ⅰ．予備調査の目的

予備調査の目的は，上部消化管がん患者の術後機能障害評価尺度を開発するために，まず尺度項目を洗練し，暫定版を作成することである。

Ⅱ．術後機能障害評価尺度（暫定版）の開発過程とその結果

以下は，研究方法に基づき取り組んだ本尺度開発の具体的手順と方法である。

1．尺度項目の洗い出し

尺度項目の原案を作成するために，先行研究による事例分析から上部消化管がん術後患者がどのような機能障害を抱えているかを把握し，現象を整理した。先行研究による文献については，過去約10年間（1992年から現在に至る）の上部消化管がん術後患者の事例を多く取り上げた和雑誌から64件，洋雑誌から37件，関連書籍，胃がん患者会の機関紙等から，術後の機能障害に関する記述を抜粋した。

さらに，上部消化管がん切除後に出現した身体症状を洗い出すためのインタビューガイドを作成した。そのインタビューガイドを用いて，身体症状がある程度安定し社会生活が拡大されつつある，術後3ヶ月〜3年経過した胃がんおよび食道がん患者12名にインタビューを行い，術後の身体症状の内容を帰納的に抽出した。

2. 尺度項目の決定

その後，実際の患者から帰納的に抽出した結果と先行研究による事例分析の結果を照合し，術後の機能障害として起こりやすい現象を整理し尺度項目を抽出した。抽出した尺度項目を研究グループと尺度開発分野および消化器外科分野の専門家と共に数回におよび検討し，尺度第1案28項目を作成した。その後，尺度第1案28項目を用いてパイロットスタディ28名により尺度項目内容の検討と質問票として適切な表現であるかの検討を行った。

その結果を研究者および専門家にて検討し尺度第2案31項目を作成した。さらに，尺度第2案31項目を用いてプリテストを6名に実施した。その結果により，必要に応じ質問票と尺度項目の追加・修正を行った。このような開発過程を得て，上部消化管がん患者の術後機能障害評価尺度（案）は合計34項目となった。

3. 測定形式の決定

尺度の評定方法には，サーストン尺度，ガットマン尺度，リッカート尺度，SD法，ビジュアル・アナログ法などがよく知られている。本研究においては，術後機能障害（Dysfunction）の程度（intensity）を問うために，尺度の評定形式は，5段階の間隔尺度を用いた。質問項目はひとつを例に挙げると，「食欲不振はありますか」という問いに対する回答は，まったくない1点，少し2点，多少は3点，かなり4点，非常に5点のいずれかを選ぶことになる。尺度項目は合計34項目であるため，尺度合計得点は最小値34点，最大値170点となる。

4. パイロットスタディとその結果

尺度第1案28項目を用いて，対象の選出基準を満たす胃がん患者21名と食道がん患者7名に調査責任者が外来受診時に研究内容を説明し，研究参加への同意が得られた後にパイロットスタディを行った。その結果，項目表現の変更と新たな項目の追加を行った。項目表現を変更したのは，第1項目の「少しでも食べるとおな

かがいっぱいになりますか」という問いについては「少しでも」の表現が曖昧でわかりにくいという反応が多かった。この項目は，小胃症状を目的とした質問であったため，尺度項目の表現を検討した。その結果，「手術前の半分位の分量を食べるとおなかがいっぱいになりますか」と，術前と術後の食事分量を比較して回答できるように表現を訂正した。また，「満腹感がよくわからない」とか「お腹が張ったかんじがする」といった発言があったために，「満腹感はありますか」という質問項目を追加した。他には，摂取量の低下や小胃症状による体重減少，さらに体重減少に伴う行動力の低下を訴える患者を多く認めた。この体重減少と行動力の低下を術後の機能障害と位置づけるかどうかについて研究者間で何度か議論を行ったが，「体重減少はありますか」，「行動力の低下はありますか」という項目を尺度第1案に追加した。さらに，質問票全体のわかりにくさの有無について確認し，表現の検討を行い，必要に応じ訂正した。

　以上のパイロットスタディの結果では，1項目の表現変更，3項目の追加があり，合計31項目の尺度第2案が作成された。

5. プリテストとその結果

　尺度第2案31項目を用いて，対象の選定条件を満たす患者6名にプリテストを行った。プリテストは，調査責任者が外来受診時に研究内容を説明し，研究参加への同意が得られた後に行った。回答に要した時間は平均4分～5分で，表現がわかりにくいという項目は無かった。この結果を再度，研究者および専門家で検討した結果，「酸っぱいものがこみあげてきますか」，「酸っぱいものがこみ上げてくるために，よく眠れないことがありますか」，「食後約3時間後に冷や汗が出ますか」の3項目は経験知において必要であるという判断によりこの3項目を追加した。

　このような開発過程を得て，上部消化管切除術後の機能障害評価尺度（案）は合計34項目となった。以下，尺度案34項目と記述する。

Ⅲ. 尺度案34項目を用いた予備調査

　この節では，予備調査を実施した調査対象，調査方法，調査内容，倫理的配慮，分析方法について述べる。

1. 調査対象

　AおよびB大学病院で，上部消化管がんの治療として手術を受け，術後3ヶ月以上3年経過した症例の中で，対象者の選定基準を満たした患者，かつ半年以内に生存が確認されている患者662名である。また，大学病院別に乱数を割り当て無作為に，予備調査の対象として283名を抽出した。残りの379名は本調査の対象とした。

2. 調査期間

　調査期間は，2004年3月中旬から下旬である。

3. 調査方法

　調査方法は，記名式質問票を用いて，配布・回収共に郵送法による調査を行った。

4. 調査内容

　調査内容は，まず個人属性として，年齢，性別，結婚の有無，食事回数，間食の回数，食事にかける時間，手術前の体重と現在の体重，身長，社会復帰状況と職業名である。さらに，上部消化管がん患者の尺度案34項目について質問した。

第4章 尺度開発予備調査 —— 術後機能障害評価尺度(暫定版)の開発過程と検討   37

表2 予備調査の対象者の概要

		調査対象者数	
		配布数	回収数
A大学	胃がん	125	101
	食道がん	26	20
B大学	胃がん	86	71
	食道がん	46	31
合計		283	223

5. 分析方法

データの統計学的分析は、統計ソフトSPSS. Vr11を用いて行った。尺度の項目分析は、各項目と尺度全体の得点との相関関係を示すI-T相関分析、内的整合性をみるα係数、尺度得点の上位群・下位群における平均点の差の検定を検討するG-P分析、共通性を見出す因子分析等から検討した。

今回の上部消化管がん切除後の尺度案34項目における尺度の信頼性については、Cronbachのα係数、Guttmanの折半法により検討した。

妥当性については、既知の特性によってある属性について違いがでることが予想される複数のグループに対し適応される既知グループ技法により、構成概念妥当性の一部を検討した。さらに探索的因子分析を行い、因子を構成する下位項目の構造を研究グループおよび専門家にて分析することにより、因子的妥当性を検討した[58]。

これらの統計学的な分析ならびに検討に加え、研究者および専門家の検討により、尺度の開発過程の適切性を常に問いながら分析を行った。

6. 倫理的配慮

2つの大学病院における倫理委員会の承諾を得た上で研究を進めた。A大学、B大学における倫理的配慮は、先述した内容の通りである。

尚、今回の予備調査において、起こりうる倫理的問題とその問題に対して講じる

対策は次のように行った。具体的内容は，患者のプライバシーの確保，患者への結果の告知，インフォームドコンセントの受領，患者に与える不利益とその対応方法，データの保管・廃棄，研究成果の公開方法であり，順に述べる。

(1) 起こりうる倫理的問題と講じる対策
患者のプライバシー確保に関する対策
　調査は記名式の郵送法による調査を行うため，プライバシーの保護がなされないと倫理上の問題となる危険性がある。そのため，以下の対策を講じる。

① 個人情報保護の原則を踏まえ，データは統計学的に処理すること，回答用紙には研究者のみが目を通すこと，調査結果は目的以外には使用しないこと，プライバシーの保護は厳重に行うこと等を患者に伝え，約束する。

② 本研究における患者のプライバシーに関する情報は，当研究の管理者以外に知られることはないよう，回答用紙は番号化して管理する。名前と番号の管理は調査責任者が厳密に行い，名前を切り取った後の番号化された調査票のみを研究分担者は扱い，データ処理を行う。また，学会や論文等で研究成果を発表する際も，患者の氏名や患者個人を特定できるような情報を明らかにすることの無いよう十分に配慮する。調査票とデータは，論文の投稿印刷終了時に調査責任者が廃棄する。さらに，個人情報の管理は，他のコンピューターから切り離されたコンピューターで適切に管理し，管理者以外の者がアクセスできないよう管理する。

(2) 患者に不利益が生じた場合の措置

① ごく最近の死亡例や誤った情報により死亡例にアンケート用紙が郵送される可能性があると考えるが，そのようなことが起こらないように，少なくとも半年以内に生存が確認されている患者を厳密に選び出し，これらの患者に対しアンケートを郵送する。万が一，死亡例に調査用紙が郵送された場合には，十分な説明を行った上で誠意をもって適切に対応する。

② 研究への参加が圧力にならぬよう参加と継続は，患者の自由意志による同意を保障することが重要であり，参加に同意しなくても受ける治療や看護には一切

不利益を受けない旨をわかりやすく十分に説明する。研究への参加を途中で辞退しても，受ける治療や看護には一切影響せず，不利益を受けないことを保証する。

(3) 研究結果の患者への告知について

結果がまとまったら，直ちに協力医療機関に還元し，その後に学会発表，専門雑誌への投稿を予定している旨を患者へ告知する。研究の総合的な結果は，患者の要望によって知らせる。

Ⅳ. 予備調査の結果

1. 対象者の特性

配布数は283名，回収数223名（78.8%），有効回答数219名（98.2%）であった。性別は，男性167名（76.3%），女性52名（23.7%），平均年齢は64.9±9.8歳（最小35歳—最大89），男性65.7±9.8歳（最小35歳—最大89），女性62.2±10.9歳（最小40歳—最大82），胃がん168名（76.7%；男性121名，女性47名），食道がん51名（23.3%；男性46名，女性5名）であった。尺度第3案34項目の合計得点の全体平均は64.8±13.2点（最小37点—最大114点），胃がん患者の尺度案34項目の合計得点の平均は61.3±15.3点，同様に食道がんの合計得点の平均は，77.3±16.5点であった（表3）。

手術後の経過期間別では，3ヶ月以上6ヶ月未満38名，6ヶ月以上1年未満34名，1年以上2年未満69名，2年以上3年経過78名で，尺度合計得点の平均値は表4の通りであった。

2. 項目分析の方法

尺度案34項目を用いて，予備調査を実施した。この尺度案34項目が測定した

表3 病名別の尺度案34項目の合計得点の比較　　　　n=219

病名別	人数（%）	平均点	標準偏差
胃がん	168名（76.7%）	61.3点	15.3点
食道がん	51名（23.3%）	77.3点	16.5点

表4 術後経過期間別の尺度案34項目の合計得点の比較　　　　n=219

	術後経過期間	人数（%）	尺度得点平均値
術後経過期間	3ヶ月以上6ヶ月未満	38名（17.4%）	65.5±14.3点
	6ヶ月以上1年未満	34名（15.5%）	60.1±18.5点
	1年以上2年未満	69名（31.5%）	62.9±17.4点
	2年以上約3年経過	78名（35.6%）	68.5±17.1点

い概念を正確に測定できているかの信頼性を高めるために，項目について十分に吟味する必要がある。そのために，G-P分析，I-T相関分析，α係数の変化，因子分析等の統計学的手法を用いて，項目分析を行った。本節では，順に，その結果を述べる。

(1) G-P分析（Good-Poor analysis）

尺度案は，34項目の合計得点で尺度が構成されている。この34項目の合計得点ごとに4つのグループにカテゴリー化し，上位群，下位群，ともに25%ずつに分類した[59]。上位群，下位群の2つの群において各項目の平均点を求めt検定を行い，平均値の差の有意差を検討した。この場合，各項目において有意差が無かった項目は，作成者の意図とするところの対象の特徴について測定できていないと判断できるため，削除の対象となる。G-P分析の結果は，第4項目の「満腹感を感じますか」のみ，有意差を認めなかった。

(2) I-T相関分析（Item-Total Correlation analysis）

各尺度項目は，上部消化管切除後の機能障害を測定するために集められた項目であるため，各項目と尺度全体の得点との相関関係を検討する。そのため，各項目と尺度全体の得点とは，正の相関があることが予測される。正の相関でも弱い相関の場合は，削除の対象となる。また，負の相関がある場合は削除の対象となる。

今回の調査結果をIT相関分析では，各項目得点と項目の全体得点との相関係数が0.30以下の第4項目の「満腹感は感じますか」（r＝0.185）で，項目全体と関連が弱かった。

(3) α係数の変化（表5）

尺度の信頼性を検討する指標として，内的整合性を見るα係数がある。今回の34項目全体のα係数は0.916であった。表5は，各項目を除外した時のα係数である。また，項目の等質性を見るGuttmanの折半法における信頼係数は，0.928であった。第4項目と第29項目を削除した後のα係数は0.921，Guttmanの折半法における信頼係数は，0.929と高くなることを確認した。

(4) 因子分析による検討

先述したG-P分析，I-T相関分析，α係数の変化などの統計学的検討と専門家により不適切な項目と判断された第4項目，第29項目，第30項目の3項目を削除後，残り31項目について，再度因子分析を行った。

因子の抽出法は，まず因子分析のモデルの適合度を検定できる最尤法を用いた。しかし，共通性の推定の段階で，1よりも大きい共通性推定値が算出されたために，ほか全ての抽出法，重みなし最小二乗法，一般化した最小二乗法，主因子法を行った。その結果，重み無し最小二乗法が最も著者の意図とする解釈可能性が高い内容と判断したので，この方法に決定した。固有値は，最小固有値1以上によるか，スプリープロットによるか，因子寄与で決まるかなどあるが，それぞれに実際に行ってみて，7因子を抽出した場合が文献的にも経験的にも納得のいく結果であったために，最終的に7因子で検討を重ねた。その結果の因子負荷量を表6に示した。

因子名は，第1因子から順に「摂取量低下に伴う活動障害」，「逆流障害」，「ダンピング様障害」，「悪心・嘔吐症状」，「食物逆流障害」，「痛み症状」，「便の形成・排出障害」と命名した。

(5) 暫定版の信頼性（Reliability）の検討（表6）

項目分析の結果から，3項目を削除後，31項目について，因子分析を行った結果，

表5 クロバックα係数の変化

No.	項目番号	尺度項目（観測変数）	平均値	IT相関	α係数
1	4	満腹感の程度	3.06	0.185	0.925
2	30	臭いガスの程度	2.93	0.336	0.923
3	29	便秘の程度	1.95	0.374	0.922
4	26	食後約3時間後の冷や汗	1.20	0.389	0.921
5	8	げっぷの程度	2.20	0.389	0.922
6	32	体重減少の程度	2.81	0.404	0.922
7	20	食後30分以内の動悸	1.21	0.421	0.921
8	21	食後30分以内のめまい	1.16	0.421	0.921
9	22	食後30分以内の腹鳴	2.11	0.433	0.921
10	19	食後30分以内の冷や汗	1.13	0.440	0.921
11	18	みぞおちの痛み	1.39	0.446	0.921
12	5	食欲不振の程度	1.63	0.460	0.921
13	28	軟らかい便の程度	2.67	0.467	0.920
14	25	食後約3時間後の眠気	1.92	0.476	0.920
15	15	胸焼けの程度	1.62	0.484	0.920
16	23	食後30分以内の腹痛	1.48	0.485	0.920
17	14	食後の嘔吐	1.60	0.491	0.920
18	6	軟らかい食物へのつかえ感	1.47	0.514	0.920
19	16	食べ物がしみる感じ	1.28	0.520	0.920
20	24	食後約3時間後の倦怠感	1.45	0.527	0.920
21	12	酸っぱいもののこみ上げ	1.69	0.543	0.920
22	9	呑み込む時のむせ感	1.36	0.552	0.920
23	7	硬い食物へのつかえ感	1.82	0.553	0.919
24	27	下痢の程度	2.34	0.558	0.919
25	1	摂取量低下の程度	2.74	0.561	0.919
26	11	苦いもののこみ上げによる不眠	1.55	0.568	0.919
27	17	吐気の程度	1.53	0.585	0.919
28	13	酸っぱいもののこみ上げによる不眠	1.37	0.586	0.919
29	10	苦いもののこみ上げ	1.88	0.595	0.919
30	34	息切れや立ちくらみの程度	2.30	0.621	0.918
31	3	食事中の食べすぎ感	2.33	0.635	0.918
32	33	体力や行動力低下の程度	2.82	0.640	0.918
33	2	胸や胃のもたれ感	2.25	0.694	0.917
34	31	だるさや疲れの程度	2.37	0.713	0.917

尺度31項目全体（n＝219）のCronbachのα係数は0.924，下位尺度のCronbachのα係数については，0.672～0.877，スピア・ブラウンの相関係数0.917の値で，内部一貫性を有することが示された。また項目の等質性を見るGuttmanの折半法では信頼係数0.726～0.859の範囲内で安定性を有することが示された。

(6) 暫定版の妥当性（Validity）の検討（表7）

妥当性は，先述した既知グループ技法を用いて術式ごとのグループ特性により尺度案得点の平均点が特性を示唆しているかを検討した。その結果，術式別尺度案合計得点は妥当な有意差（p＜0.001）を示しており，構成概念妥当性を支持する結果であった。上部消化管がん切除後の術式別尺度合計得点の平均点を表7に示した。

次に各因子の因子構造を理論的に分析することにより，因子的妥当性の検討を行った。

第1因子「移送障害による活動力の低下」の因子構造は，体力や行動力低下の程度，だるさや疲れの程度，息切れやふらつきの程度，食事中の食べ過ぎ感，体重減少の程度，摂取量低下の程度，食後約3時間以内の眠気，胸や胃のもたれ感，食欲不振の程度であった。

第2因子「逆流障害」の因子構造は，苦いもののこみ上げによる不眠，酸っぱいもののこみ上げによる不眠，苦いもののこみ上げ，酸っぱいもののこみ上げ，食べ物がしみる感じであった。

第3因子「ダンピング様症状」の因子構造は，食後30分以内の冷や汗，食後約3時間以内の冷や汗，食後30分以内のめまい，食後30分以内の動悸，食後約3時間以内の倦怠感であった。

第4因子の「悪心・嘔吐症状」の因子構造は，食後の嘔吐，吐き気の程度，げっぷの程度，胸焼けの程度であった。

第5因子「食物通過障害」の因子構造は，軟らかい食べ物のつかえ感，硬い食べ物のつかえ感，飲み込む時のむせ感であった。

第6因子「痛み症状」の因子構造は，食後30分以内の腹痛，みぞおちの痛み，食後30分以内の腹鳴であった。

第7因子「便の形成・排出障害」の因子構造は，下痢の程度，軟らかい便の程度

表 6 因子分析の結果（31 項目分の因子分析結果）

因子名（仮）・項目	第1因子 移送障害に伴う活動力低下	第2因子 逆流障害	第3因子 ダンピング様症状	第4因子 悪心・嘔吐症状	第5因子 食物通過障害	第6因子 痛み症状	第7因子 便の形成・排出障害
第1因子「移送障害に伴う活動力低下」							
α係数＝.861, 折半法＝.859							
体力や行動力低下の程度	**0.862**	−0.003	−0.005	0.027	−0.063	−0.012	−0.078
だるさや疲れの程度	**0.646**	0.086	0.207	−0.044	−0.034	0.066	−0.019
息切れや立ちくらみの程度	**0.588**	−0.085	0.065	0.099	0.213	−0.060	0.021
食事中の食べづらさ感	**0.558**	0.126	0.003	−0.014	0.018	0.070	0.046
体重減少の程度	**0.499**	−0.076	−0.137	0.166	−0.111	0.076	0.101
手術後の食事量	**0.494**	−0.024	−0.082	0.061	0.209	0.026	0.063
食後約3時間後の眠気	**0.487**	0.197	0.082	−0.206	−0.020	0.041	−0.012
胸や胃のもたれ感	**0.453**	0.088	−0.019	0.217	0.000	0.098	0.109
食欲不振の程度	**0.391**	−0.041	0.048	0.289	0.133	−0.172	−0.021
第2因子「逆流障害」							
α係数＝.877, 折半法＝.780							
苦い物のこみ上げによる不眠	0.168	**0.948**	−0.098	−0.227	0.009	−0.012	−0.030
酸っぱい物のこみ上げによる不眠	−0.139	**0.850**	0.024	0.044	0.062	−0.040	0.111
苦い物のこみ上げ	0.212	**0.784**	−0.092	0.092	−0.069	−0.107	−0.035
酸っぱい物のこみ上げ	−0.069	**0.759**	0.022	0.211	−0.107	−0.106	0.117
食べ物がしみる感じ	−0.096	**0.419**	0.128	0.119	0.081	0.266	−0.124
第3因子「ダンピング様症状」							
α係数＝.771, 折半法＝.795							
食後30分以内の冷や汗	−0.019	0.071	**0.797**	0.156	−0.275	−0.048	0.029
食後約3時間後の冷や汗	0.006	−0.209	**0.729**	0.236	−0.093	−0.134	0.112
食後30分以内のめまい	0.006	0.051	**0.693**	−0.238	0.276	−0.128	−0.024
食後30分以内の動悸	−0.013	−0.017	**0.609**	−0.038	0.042	0.173	−0.068
食後約3時間後の倦怠感	0.267	−0.015	**0.475**	−0.073	0.041	0.118	−0.057
第4因子「悪心・嘔吐症状」							
α係数＝.748, 折半法＝.778							
食後の嘔吐	0.245	−0.025	−0.055	**0.694**	−0.031	−0.032	−0.069

第4章 尺度開発予備調査 —— 術後機能障害評価尺度(暫定版)の開発過程と検討　45

項目							
げっぷの程度	−0.245	0.027	0.109	0.504	0.118	0.088	0.117
胸焼けの程度	−0.072	0.220	0.057	0.355	0.024	0.236	−0.046
第5因子[食物通過障害]							
α係数 = .767, 折半法 = .806							
軟らかい食物へのつかえ感	0.001	−0.016	−0.085	0.036	**0.854**	−0.035	0.077
硬い食物へのつかえ感	0.167	−0.060	−0.020	0.071	**0.705**	−0.035	0.013
呑み込む時のむせ感	−0.114	0.139	0.085	0.333	**0.455**	0.074	−0.088
第6因子[痛み症状]							
α係数 = .672, 折半法 = .726							
食後30分以内の腹痛	0.145	−0.153	−0.075	−0.029	−0.027	**0.926**	0.035
みぞおちの痛み	−0.072	0.081	−0.019	0.275	−0.057	**0.602**	−0.044
食後30分以内の腹鳴	0.176	−0.099	0.079	−0.137	−0.004	**0.380**	0.303
第7因子[便の形成・排出障害]							
α係数 = .826, 折半法 = .826							
下痢の程度	0.045	0.121	0.017	0.023	0.014	−0.009	**0.786**
軟らかい便の程度	0.054	0.015	0.001	−0.060	0.077	0.019	**0.762**
	5.848	4.168	3.539	3.636	2.479	2.328	2.029
	31.262	6.637	5.101	4.057	3.374	2.660	2.532
	31.262	37.899	43.000	47.057	50.431	53.091	55.563
因子相関行列							
	1.000						
	0.455	1.000					
	0.470	0.446	1.000				
	0.368	0.519	0.422	1.000			
	0.554	0.442	0.402	0.343	1.000		
	0.481	0.389	0.479	0.325	0.338	1.000	
	0.476	0.285	0.254	0.146	0.251	0.309	1.000

項目選出の根拠:因子付加が一つの因子について,0.35以上で,かつ2因子にまたがって0.35以上の付加を示さない31項目を選出した。

*全31項目における Cronbach の α による信頼性係数 α = .924 (n = 219)
*全31項目における Guttman の Split-half (折半法) による信頼性係数 .876 (n = 219)
*全31項目におけるスピアマン・ブラウン信頼性係数 .917 (n = 219)

全体:α = .924 (n = 219)
Guttman の Split-half .876 (n = 219)
スピアマン・ブラウン .917 (n = 219)

表7 術式別の合計得点平均値の比較　　　　　　　　　　n=219

病名	再建術式	人数（％）	尺度得点平均値
胃がん 61.3±15.3点	幽門側胃切除術	100名（45.7％）	58.9±15.1点
	噴門側胃切除	1名（0.5％）	65.3±00点　***
	胃全摘	56名（25.5％）	66.3±13.7点
	縮小手術（幽門輪温存）	8名（3.7％）	62.4±21.7点
	楔状胃部分切除	3名（1.4％）	49.3±11.7点
食道がん 77.3±16.5点	頸部吻合	45名（20.5％）	76.5±16.8点
	喉頭合併切除	1名（0.5％）	75.0±00点
	胸腔内吻合	4名（1.9％）	77.8±20.2点

（左側欄外に ****）

上部消化管がん切除後の術式別尺度合計得点の平均点を示した。
（**** p＜0.001，*** P＜0.005）

であった。

　以上の構造を踏まえ，研究グループおよび消化器外科の専門家で意見交換を行った。その結果，これらの各因子を構成する下位項目の構造は十分に因子名を代表する症状であるという研究グループおよび消化器外科の専門家の判断から，因子的妥当性を確認した。

(7) 研究グループ，専門家による尺度暫定版の決定

　以上の分析結果を踏まえて，研究グループと尺度開発分野および消化器外科分野の専門家により詳細な検討が行われた。その結果，第4項目「満腹感を感じますか」はI-T相関分析では唯一，相関係数が0.185と0.30以下と低く尺度全体との関連性を認めなかった。しかし，第4項目は腹部膨満感を問うための項目であり，臨床的には重要な内容である。そのため，統計学的には削除の対象となったが文言の訂正を行い，削除しない方向性で検討した。最終的には，第4項目は文言を改めて「お腹がはることはありますか」と表現を変更した。このような開発過程を経て，上部消化管がん切除術後の機能障害評価尺度（暫定版）32項目が完成した。

V．術後機能障害評価尺度（暫定版）32項目の有用性に関する考察

　尺度案が測定したい概念を正確に測定できているかの信頼性を高めるために，項目について十分に吟味する必要がある。その統計学的方法として，まずI-T相関関係にて検討した。各尺度項目は，上部消化管がん切除後の機能障害を測定する目的で集められた項目であるため，各項目と尺度全体の得点とは正の相関があることが予測される。したがって，削除の対象となるのは，負の相関がある場合や正の相関でも弱い相関の場合である。第4項目は統計学的な判断のみでなく，尺度の作成者が何を測定したいか，ならびに臨床外科医，研究グループによる検討が，削除項目の判断において重要となりうる。その検討結果では第4項目は，臨床的に腹部膨満感を問う重要な項目であるため，文言を改めて「お腹がはることはありますか」と表現を変更することと決定した。

　次に，第29項目の「便秘がありますか」は削除するか否かについて，研究者と臨床家で意見が分かれた。この項目については，共通性が1.08と他の項目と比較して低かった。共通性は，尺度の項目（観測変数）が共通因子によって説明される程度をあらわすものである[60]。さらに，因子分析における因子負荷が0.35以下と低かったのは，第4項目「満腹感は感じますか」，第29項目の「便秘がありますか」，第30項目「臭いおならが出ますか」の3項目であった。因子負荷は，因子の項目に対する影響の強さを示しているものであり，0.35以下ということは因子の項目への影響が弱いと言う意味である。一般的には0.35以下は削除の対象となる。他に，G-P分析により，合計得点の上位群と下位群に分けて各項目に平均点の差の検定を行った結果，上部消化管がん切除患者の術後機能障害評価尺度（暫定版）32項目の決定を支持する内容であった。

　以上より，I-T相関分析では，各項目得点と項目の全体得点との相関係数が0.30以下は削除の対象となる[53)55)]。第4項目の「満腹感は感じますか」は$r=0.185$で，項目全体との関連が弱かったため，この時点では削除した。因子分析による削除項目検討では，因子負荷量0.35を基準に考えた[59]。因子負荷量が0.35以下で，かつ2因子に0.35の数値がまたがる第4項目，第29項目，第30項目3項目を削除項目

の候補とした．他，α係数の変化，G-P分析による統計学的検討と専門家による議論から不適切な項目と判断されたのは，第4項目，第29項目，第30項目の3項目であった．これら3項目は，この時点で削除項目の候補にあげられた．

　このように，統計学的な指標は項目の削除や修正の判断材料にはなるが，統計学的な指標のみで項目の削除を決定していいわけではなく，どの項目を残す必要があるか，また見落としの項目は無いかなど十分に研究者ならびに専門家とで検討した．最終的に第4項目は文言の修正，削除項目は29項目，第30項目の2項目となり，上部消化管がん切除術後の機能障害評価尺度（暫定版）は32項目となった．

　統計学的な検討に加え，研究者および専門家の検討により，術後機能障害評価尺度（暫定版）32項目は，有用性の高い尺度であると判断できる．

第5章

尺度開発本調査

術後機能障害評価尺度（暫定版）
32項目の信頼性・妥当性の検討

この章では，術後機能障害評価尺度（暫定版）32項目を用いて本調査を行い，その結果のデータを分析し，信頼性と妥当性を検討した。その具体的内容について述べる。

Ⅰ．研究目的

予備調査の結果，項目検討がなされた術後機能障害評価尺度（暫定版）32項目の信頼性と妥当性の検討を行う。

Ⅱ．研究方法

1．調査対象

AおよびB大学病院において，上部消化管がんの治療として手術を受け，術後3ヶ月以上3年経過した症例の中で，対象者の選定基準を満たした患者，かつ半年以内に生存が確認されている患者662名である。大学病院別に乱数を割り当て無作為にて，予備調査の対象とした後の残りを本調査の対象とした。この時点において，残りの対象者の6ヶ月以内の生存を外来の受診歴から再度確認した。最終的には，6ヶ月以内の生存を確認できた379名に本調査を実施した。

2．調査期間

調査期間は，2004年7月〜8月である。

3．調査方法

調査方法は，記名式質問票を用いて，配布・回収共に郵送法による調査を行った。

再テストについては，本調査の回答があったものに対して，本調査の質問紙の郵送後2〜3週間経過した時点で再度，再調査の依頼文とともに，術後機能障害評価尺度（暫定版）32項目を配布・回収共に郵送法による調査を行った。

4. 調査内容

調査内容は，まず個人属性として，食事回数，間食の回数，食事にかける時間，手術前の体重と現在の体重，身長，社会復帰状況と職業名である。さらに，予備調査で有用性が確認された術後機能障害評価尺度（暫定版）32項目について質問した。

術後機能障害（Dysfunction）の程度（intensity）を問うために，尺度の評定形式は，予備調査同様，まったくない1点，少し2点，多少は3点，かなり4点，非常に5点の5段階の間隔尺度を用いた。尺度項目は合計32項目であるため，尺度合計得点は最小値32点，最大値160点となる。

5. 分析方法

データの分析は，統計ソフトSPSS. Vr11を用いて行った。今回の上部消化管がん切除後の機能障害評価尺度（暫定版）32項目における尺度の信頼性については，Cronbachのα係数，Guttmanの折半法，再テスト法による信頼性係数を検討した。妥当性については，既知の特性によってある属性について違いがでることが予想される複数のグループに対し適応される既知グループ技法により構成概念妥当性の一部を検討した。さらに探索的因子分析を行い，因子を構成する下位項目の構造を分析することにより，因子的妥当性を研究グループおよび専門家にて検討した。

6. 倫理的配慮

予備調査と同様に行った（P. 28-P. 30，P. 37-P. 39参照）。

Ⅲ. 本調査の結果

1. 対象者の特性

(1) 回収数

配布数は379名，回収数292名 (77.1%)，有効回答数283名 (74.7%) であった。有効回答の大半は32項目全てに回答が見られたが，回答の中には1項目の記入漏れ21名，2項目の記入漏れ2名，同様に3項目2名，4項目1名であった。その場合の欠損値は，(回答のあった項目の尺度合計得点÷回答項目数)×(32－回答のあった項目数)＋回答のあった項目の尺度合計得点＝最も真に近い値として扱った。

(2) 年齢と性別

平均年齢は65.3±9.7歳 (最小31歳―最大86)，男性66.0±8.6歳名 (最小39歳―最大86)，女性63.3±12.1歳 (最小31歳―最大83) であった。性別は，男性209名 (73.9%)，女性74名 (26.1%) であった。

2. 病名，術式，術後経過 (表8-12)

胃がん221名 (78.1%；男性153名, 女性68名)，食道がん62名 (21.9%；男性56名, 女性6名) であった。他，術後機能障害評価尺度 (暫定版) 32項目の合計得点の全体平均は60.8±16.7点 (最小33点―最大114点)，胃がん患者における合計得点の平均は58.1±15.8点 (男性58.1±16.1点，女性58.3±15.1点)，食道がん患者における合計得点の平均は70.1±16.7点 (男性70.5±16.6点，女性66.0±17.9点) は，表8の通りであった。

手術後の経過期間別の比較では，表9の通りであった。また，術式別の術式別の暫定版32項目の合計得点は，表10の通りである。また，食事状況に関する質問内容の結果は，表11の通りであった。さらに，手術前と手術後の体重減少については，平均7.7±5.3kgであった。BMIの平均値は17.1±5.3であった。

表8 病名別の暫定版32項目の合計得点の比較　　　　　　　　　　　　n = 283

病名別	人数（％）	平均得点平均値	性別	平均得点平均値
胃がん	221名（78.1％）	58.1±15.8点	男性 女性	58.1±16.1点 58.3±15.1点
食道がん	62名（21.9％）	70.1±16.7点	男性 女性	70.5±16.6点 66.0±17.9点

表9 術後経過期間別の暫定版32項目の合計得点の比較　　　　　　　　n = 283

	術後経過期間	人数（％）	尺度得点平均値
術後経過期間	3ヶ月以上6ヶ月未満 6ヶ月以上1年未満 1年以上2年未満 2年以上約3年経過	32名（11.3％） 54名（19.1％） 83名（29.3％） 114名（40.3％）	64.6±17.0点 61.3±18.5点 61.0±17.8点 59.2±14.8点

表10 術式別の暫定版32項目の合計得点の比較　　　　　　　　　　　n = 283

病名	再建術式	人数（％）	尺度得点平均値
胃がん	幽門側胃切除術（胃亜全摘含む） 噴門側胃切除 胃全摘 縮小手術（幽門輪温存） 楔状胃部分切除	132名（46.6％） 6名（2.1％） 74名（26.1％） 2名（0.7％） 7名（2.5％）	56.2±14.7点 58.2±16.0点 61.6±16.1点 56.0±24.0点 58.7±26.2点
食道がん	頸部吻合 喉頭合併切除 胸腔内吻合	49名（17.3％） 1名（0.4％） 12名（4.2％）	71.4±17.0点 53.0±00点 66.3±15.2点

表11 食事に関する質問内容の結果

	人数	平均値
食事回数（回/日）	282	3.01± 0.39
間食回数（回/日）	246	1.76± 0.95
食事にかける時間（分）	282	23.84± 9.31
食後の休息（分）	272	40.39±25.47

表12　手術後の社会復帰状況

1. 手術の前と同じ仕事をしている	97名 (34.3%)
2. 疲労しやすいので手術の前より仕事を減らしている	75名 (26.5%)
3. 手術の前と同じ仕事をすると疲労がひどいので最小限の仕事をしている	35名 (12.4%)
4. 仕事をしたいが体調が十分に回復しないのでほとんど仕事をしていない	25名 (8.8%)
5. 人の介助を必要として生活している（もちろん，仕事をしていない）	7名 (2.5%)
6. もともと何も仕事はしていない	34名 (12.0%)
不明	10名 (3.5%)

　社会復帰については，下記の既存の分類を参考にして6つに分類した（表12）。1は97名，2は75名，3は35名，4は25名，5は7名，6は34名，不明10名であった。

第6章

尺度の信頼性と妥当性の検討

Ⅰ. 信頼性（Reliability）の検討結果

1. Cronbachのα係数による検討

　術後機能障害評価尺度（暫定版）32項目全体（n＝283）のCronbachのα係数は0.926，下位尺度のCronbachのα係数については，0.705〜0.856，内部一貫性を有することを確認した。また項目の等質性を見るGuttmanの折半法では信頼係数0.705〜0.884の範囲内で安定性を有することを確認した。

2. 再テスト法による検討（表13）

　再テストは，本調査の有効回答者283名に依頼した。調査の時期は，本調査後約2〜3週間後に実施した。その結果，回収数は245名（86.61％），有効回答数は240名（98.0％）であった。項目ごとのPearsonの相関係数＝0.494〜0.799，32項目の合計得点のPearsonの相関係数＝0.865により回答の一致度を検討した。表13は，その結果である。

　これらの結果より，尺度の再現性ないしは信頼性を確認した。

3. 妥当性（Validity）の検討結果

(1) 既知グループ技法による構成概念妥当性の検討

　妥当性は，先述した既知グループ技法を用いて術式ごとのグループ特性により暫定版32項目の合計得点平均が特性を示唆しているかを検討した。今回の場合は，胃がんと食道がんの合計得点平均点の有意差を検討した。胃がん58.2±15.8点，食道がん70.1±16.7点であり，その合計得点平均点は妥当な有意差（P＜0.001）を示した。この解析結果は，この暫定版32項目の構成概念妥当性を支持する結果であった。

表13　再テスト法による項目ごとの回答の一致度　　　***P＜0.001

項目内容	n（人数）	再テスト平均値	本調査平均値	相関係数	
摂取量の低下	240	2.85±1.23	2.85±1.21	.711	***
胸や胃のもたれ感	240	2.11±0.99	2.21±1.05	.667	***
食事中の食べ過ぎ感	240	2.36±1.03	2.40±1.04	.655	***
吐き気の程度	240	2.23±1.06	2.30±1.06	.630	***
腹部膨満感の程度	240	1.85±1.04	1.86±1.02	.739	***
食欲不振の程度	240	1.48±0.85	1.41±0.80	.667	***
げっぷの程度	240	1.37±0.665	1.37±0.735	.866	***
軟らかい食べ物のつかえ感	240	1.81±1.68	1.75±0.99	.663	***
硬い食べ物のつかえ感	240	2.03±1.01	2.06±1.25	.726	***
飲み込む時のむせ感	240	1.68±0.86	1.65±0.86	.713	***
苦いもののこみ上げ	240	1.38±0.75	1.38±0.73	.694	***
苦いもののこみ上げによる不眠	240	1.48±0.77	1.46±0.73	.755	***
酸っぱいもののこみ上げ	240	1.34±0.75	1.28±0.64	.760	***
酸っぱいもののこみ上げによる不眠	240	1.48±0.78	1.43±0.76	.743	***
食後の嘔吐の程度	240	1.58±0.78	1.54±0.77	.687	***
胸焼けの程度	240	1.25±0.58	1.25±0.53	.551	***
食べものがしみる感じ	240	1.44±0.74	1.50±0.78	.688	***
みぞおちの痛み	240	1.52±0.82	1.51±0.75	.644	***
食後30分以内の冷や汗	240	1.34±0.75	1.30±0.71	.627	***
食後30分以内の動悸	240	1.30±0.69	1.33±0.73	.611	***
食後30分以内の眩暈	240	1.18±0.49	1.19±0.54	.494	***
食後30分以内の腹鳴	240	2.11±1.11	2.08±1.01	.707	***
食後30分以内の腹痛	240	1.56±0.83	1.55±0.83	.729	***
食後2-3時間以内の倦怠感	240	1.68±0.95	1.63±0.91	.700	***
食後2-3時間以内の眠気	240	1.97±0.96	1.97±0.96	.684	***
食後2-3時間以内の冷や汗	240	1.28±0.69	1.27±0.68	.737	***
下痢の程度	240	2.29±1.08	2.38±1.13	.740	***
柔らかい便の程度	240	2.56±1.03	2.53±1.01	.698	***
だるさや疲れの程度	240	2.56±1.13	2.60±1.14	.673	***
体重減少の程度	240	3.00±1.39	2.79±1.41	.619	***
体力や行動力の低下	240	2.88±1.19	3.04±1.17	.683	***
息切れやふらつき感	240	2.55±1.29	2.44±1.23	.760	***
尺度合計得点	240	59.73±16.04	59.01±16.69	.865	***

(2) 因子構造による因子的妥当性の検討（表14）

　因子の抽出法は，予備調査と同様にまず因子分析のモデルの適合度を検定できる最尤法を用いた。しかし，共通性の推定の段階で，1よりも大きい共通性推定値が算出されたために，ほか全ての抽出法，重みなし最小二乗法，一般化した最小二乗法，主因子法を行った。その結果，重みなし最小二乗法が最も著者の意図とすると

ころの解釈可能性が高い内容であると判断し，この方法に決定した。

　さらに，因子数は固有値を1として検討を進めた。その結果，7因子を抽出した場合が文献的にも経験的にも納得のいく因子構造であったために，最終的に7因子で検討を重ねた。その各因子を構成する下位項目の構造を検討した。因子名は，順に「逆流障害」「活動障害」「食直後通過障害」「ダンピング様症状」「移送障害」「低血糖様障害」「便通障害」であった。また，その因子負荷量を表14に示した。

　第1因子「逆流障害」の因子構造は，酸っぱいもののこみ上げ，苦いもののこみ上げ，苦いもののこみ上げによる不眠，飲み込む時のむせ感であった。

　第2因子「活動力障害」の因子構造は体力や行動力低下の程度，体重減少の程度，息切れやふらつきの程度，摂取量低下の程度，だるさや疲れの程度，腹部膨満の程度であった。

　第3因子「食直後通過障害」の因子構造は，食事中の食べ過ぎ感，吐き気の程度，みぞおちの痛み，胸や胃のもたれ感，食後30分以内の腹痛，食後30分以内の腹鳴，硬い食べ物のつかえ感であった。

　第4因子「ダンピング様障害」の因子構造は，食後30分以内の動悸，食後30分以内の冷や汗，食後約3時間以内の冷や汗，食後30分以内のめまい，食べ物がしみる感じ，食後の嘔吐の程度，酸っぱいもののこみ上げによる不眠であった。

　第5因子「移送障害」の因子構造は，食欲不振の程度，げっぷの程度，軟らかい食べ物のつかえ感，胸焼けの程度であった。

　第6因子「低血糖様障害」の因子構造は，食後約3時間以内の倦怠感，食後約3時間以内の眠気であった。

　第7因子「便通障害」の因子構造は，下痢の程度，軟らかい便の程度であった。

4．術後経過期間別による各下位尺度得点の変化

　術後経過期間別の暫定版32項目の合計得点の比較を行ったところ（P54：表9），有意差は見られなかった。次に，対象者数の多かった胃がんの幽門側切除術と食道がんの頚部吻合を行った患者の術後経過期間別の下位尺度合計得点を比較し，機能障害の改善や変化について比較検討した。その結果は，表15の通りである。

表 14 本調査の因子分析の結果

	第1因子	第2因子	第3因子	第4因子	第5因子	第6因子	第7因子
	逆流症状	活動障害	食直後通過障害	ダンピング様症状	移送障害	低血糖症状	下痢症状
第1因子「逆流症状」							
α係数 = .885, 折半法 = .884							
酸っぱい物のこみ上げ	**0.834**	0.095	−0.102	−0.019	0.086	−0.011	0.012
苦い物のこみ上げ	**0.830**	−0.061	−0.014	−0.059	0.019	0.082	0.047
苦い物のこみ上げによる不眠	**0.808**	0.026	0.088	−0.034	−0.062	−0.016	−0.028
飲み込む時のむせ感	**0.745**	−0.079	0.056	0.079	−0.006	0.051	0.059
第2因子「活動力障害」							
α係数 = .838, 折半法 = .815							
体力や行動力低下の程度	−0.022	**0.879**	−0.086	0.077	−0.046	0.128	−0.010
体重減少の程度	0.016	**0.693**	−0.111	0.150	−0.025	−0.157	0.063
息切れやふらつきの程度	−0.005	**0.517**	0.034	0.031	0.157	0.218	−0.022
摂取量低下の程度	0.087	**0.495**	0.295	−0.076	−0.067	−0.022	−0.104
だるさや疲れの程度	−0.070	**0.452**	0.038	−0.069	0.052	0.435	0.079
腹部膨満の程度	−0.094	**0.403**	0.144	−0.026	0.154	0.133	−0.008
第3因子「食直後通過障害」							
α係数 = .811, 折半法 = .740							
食事中の食べ過ぎ感	0.001	0.325	**0.692**	−0.025	−0.106	−0.207	0.013
吐き気の程度	−0.011	0.022	**0.648**	−0.139	0.045	−0.028	0.186
みぞおちの痛み	0.003	−0.167	**0.632**	0.057	−0.003	0.189	−0.068
胸や胃のもたれ感	0.132	0.189	**0.617**	−0.098	−0.023	0.025	−0.030
食後30分以内の腹痛	−0.014	−0.147	**0.589**	0.090	−0.091	0.266	0.058
食後30分以内の腹鳴	−0.161	−0.074	**0.522**	0.149	−0.010	−0.035	0.260
硬い食べ物のつかえ感	0.096	0.006	**0.466**	0.076	0.039	−0.205	−0.026
第4因子「ダンピング様症状」							
α係数 = .815, 折半法 = .719							
食後30分以内の動悸	−0.044	0.094	−0.031	**0.884**	−0.067	−0.049	0.064
食後30分以内の冷や汗	−0.007	0.141	−0.029	**0.786**	−0.109	−0.103	0.058
食後約3時間以内の冷や汗	0.040	−0.042	−0.009	**0.428**	−0.075	0.348	0.048
食後30分以内のめまい	−0.013	−0.105	0.004	**0.423**	0.098	0.331	−0.063

項目	第1因子	第2因子	第3因子	第4因子	第5因子	第6因子	第7因子
食べ物がしみる感じ	−0.094	−0.011	0.338	**0.393**	0.255	0.053	−0.113
食後の嘔吐の程度	0.285	0.010	0.244	**0.310**	−0.028	0.009	−0.094
酸っぱい物のこみ上げによる不眠	−0.001	−0.002	0.252	**0.306**	0.183	−0.110	−0.111
第5因子「逆流障害」 α係数=.796, 折半法=.783							
食欲不振の程度	−0.057	−0.039	0.014	−0.130	**0.917**	−0.005	0.052
げっぷの程度	0.124	0.020	−0.203	0.150	**0.711**	−0.098	0.071
軟らかい食べ物のつかえ感	0.018	0.083	0.151	−0.095	**0.698**	−0.055	−0.037
胸焼けの程度	0.140	−0.059	−0.004	0.253	**0.283**	0.029	−0.014
第6因子「低血糖症状」 α係数=.705, 折半法=.705							
食後約3時間以内の倦怠感	0.022	0.076	−0.121	0.065	−0.082	**0.859**	−0.018
食後約3時間以内の眠気	0.073	0.052	0.028	−0.075	−0.027	**0.572**	0.050
第7因子「下痢症状」 α係数=.856, 折半法=.856							
下痢の程度	0.031	−0.064	0.096	0.018	0.041	0.022	**0.875**
軟らかい便の程度	0.050	0.098	0.034	0.033	0.036	0.022	**0.712**
固有値	14.025	14.630	5.388	3.991	2.842	2.599	1.902
因子寄与率 (%)	30.280	6.789	5.171	3.678	3.351	2.755	1.879
累積寄与率 (%)	30.280	37.699	42.240	45.918	49.269	52.024	53.903

	第1因子	第2因子	第3因子	第4因子	第5因子	第6因子	第7因子
第1因子	1.000						
第2因子	0.333	1.000					
第3因子	0.427	0.517	1.000				
第4因子	0.385	0.245	0.521	1.000			
第5因子	0.500	0.461	0.612	0.478	1.000		
第6因子	0.228	0.486	0.571	0.497	0.451	1.000	
第7因子	0.177	0.311	0.363	0.233	0.270	0.479	1.000

項目選出の根拠：統計学的手法を借りて，因子付加が一つの因子について，0.35以上で，かつ2因子にまたがって0.35以上の付加を示さない項目を選出した。胸焼けについては，研究者ならびに専門家の判断のより判断した。

* 全32項目におけるCronbachのα係数による信頼性係数　α=.926 (n=283)
* 全32項目におけるGuttmanのSplit-half (折半法) による信頼性係数　.823 (n=283)
* 全32項目におけるスピアマン・ブラウン信頼性係数　.826 (n=283)

表15 下位尺度合計得点の経時的変化

術後経過	術式名		第1因子「逆流症状」					第2因子「活動力障害」							第3因子「食直後				
			酸っぱい物のこみ上げ	苦い物ののこみ上げ	苦い物ののこみ上げによる不眠	飲み込む時のむせ感	平均点	体力や行動力低下の程度	体重減少の程度	息切れやふらつきの程度	摂取量低下の程度	だるさや疲れの程度	腹部膨満の程度	平均点	食事中の食べ過ぎ感	吐き気の程度	みぞおちの痛み	胸や胃のもたれ感	食後30分以内の腹痛
3ヶ月以上6ヶ月未満	幽門側胃切除術	平均値	1.25	1.30	1.45	1.55	1.39	3.10	3.15	2.60	3.00	2.45	1.95	2.71	2.30	2.30	1.45	2.45	1.85
		度数	20	20	20	20	20	20	20	20	20	20	20	20	20	20	20	20	20
		標準偏差	0.72	0.73	0.89	0.89	0.81	1.25	1.39	1.35	1.03	1.23	1.23	1.25	1.08	1.08	0.89	1.28	1.23
	胃全摘術	平均値	1.00	1.00	1.00	1.14	1.04	4.14	4.29	3.43	4.14	3.57	2.00	3.60	2.71	2.57	1.71	2.29	1.71
		度数	7	7	7	7	7	7	7	7	7	7	7	7	7	7	7	7	7
		標準偏差	0.00	0.00	0.00	0.38	0.09	0.90	1.11	1.51	0.90	0.98	0.82	1.04	1.25	1.40	0.76	1.38	0.95
	食道がん(頚部吻合)	平均値	3.00	3.67	3.00	3.67	3.33	3.33	2.33	2.33	4.00	3.00	2.33	2.89	3.33	2.67	1.33	4.00	2.33
		度数	3	3	3	3	3	3	3	3	3	3	3	3	3	3	3	3	3
		標準偏差	2.00	1.15	2.00	0.58	1.43	0.58	0.58	0.58	0.00	0.00	0.58	0.38	0.58	1.53	0.58	1.00	1.53
	合計	平均値	1.34	1.50	1.47	1.66	1.49	3.38	3.34	2.78	3.38	2.78	2.00	2.94	2.50	2.38	1.53	2.66	1.88
		度数	32	32	32	32	32	32	32	32	32	32	32	32	32	32	32	32	32
		標準偏差	0.94	1.02	1.02	1.00	0.99	1.16	1.33	1.34	1.04	1.18	1.05	1.18	1.08	1.13	0.80	1.33	1.13
6ヶ月以上1年未満	幽門側胃切除術	平均値	1.12	1.19	1.27	1.54	1.28	3.19	2.81	2.46	2.73	2.46	1.92	2.60	2.12	2.00	1.19	2.04	1.12
		度数	26	26	26	26	26	26	26	26	26	26	26	26	26	26	26	26	26
		標準偏差	0.43	0.57	0.53	0.95	0.62	1.20	1.58	1.21	1.37	1.30	1.20	1.31	0.95	1.02	0.49	0.77	0.33
	胃全摘術	平均値	1.08	1.33	1.08	1.50	1.25	2.92	3.08	2.92	3.17	2.42	2.25	2.79	2.33	2.25	1.92	2.25	1.75
		度数	12	12	12	12	12	12	12	12	12	12	12	12	12	12	12	12	12
		標準偏差	0.29	0.49	0.29	0.80	0.47	1.31	1.38	1.68	1.34	1.38	1.48	1.43	0.98	1.22	1.00	1.36	0.87
	食道がん(頚部吻合)	平均値	2.00	2.00	2.00	1.83	1.96	3.67	3.67	3.33	3.17	3.83	1.67	3.22	3.00	3.00	2.00	3.00	1.83
		度数	6	6	6	6	6	6	6	6	6	6	6	6	6	6	6	6	6
		標準偏差	0.89	1.26	0.63	0.75	0.89	0.82	1.75	1.37	0.75	1.17	0.82	1.11	1.26	1.55	0.89	1.26	0.75
	合計	平均値	1.30	1.33	1.37	1.54	1.38	3.26	3.13	2.81	3.06	2.76	2.06	2.85	2.43	2.15	1.46	2.37	1.41
		度数	54	54	54	54	54	54	54	54	54	54	54	54	54	54	54	54	54
		標準偏差	0.63	0.70	0.59	0.84	0.69	1.18	1.49	1.40	1.37	1.33	1.29	1.35	1.14	1.14	0.75	1.17	0.66
1年以上2年未満	幽門側胃切除術	平均値	1.14	1.22	1.30	1.38	1.26	2.49	2.62	2.16	2.38	2.22	1.84	2.28	2.19	2.11	1.43	1.92	1.46
		度数	37	37	37	37	37	37	37	37	37	37	37	37	37	37	37	37	37
		標準偏差	0.42	0.58	0.57	0.64	0.55	1.10	1.26	1.17	1.16	1.18	0.99	1.14	0.97	1.07	0.87	0.89	0.80
	胃全摘術	平均値	1.15	1.37	1.26	1.67	1.36	3.19	3.33	2.52	2.74	2.74	1.67	2.70	2.33	2.30	1.56	2.33	1.63
		度数	27	27	27	27	27	27	27	27	27	27	27	27	27	27	27	27	27
		標準偏差	0.46	0.63	0.53	0.83	0.61	1.27	1.47	1.45	1.06	1.16	0.92	1.22	0.96	1.10	0.93	0.96	0.93
	食道がん(頚部吻合)	平均値	1.83	1.94	2.11	2.44	2.08	3.50	3.22	3.44	3.06	3.28	2.22	3.12	2.44	2.83	2.17	2.50	2.11
		度数	18	18	18	18	18	18	18	18	18	18	18	18	18	18	18	18	18
		標準偏差	1.10	1.30	0.96	0.98	1.09	1.20	1.26	1.15	1.16	1.18	1.31	1.21	1.10	1.20	1.15	1.10	1.23
	合計	平均値	1.30	1.43	1.47	1.71	1.48	2.96	3.00	2.58	2.66	2.65	1.90	2.63	2.30	2.33	1.63	2.19	1.65
		度数	83	83	83	83	83	83	83	83	83	83	83	83	83	83	83	83	83
		標準偏差	0.69	0.84	0.74	0.88	0.79	1.25	1.35	1.34	1.15	1.25	1.10	1.24	0.98	1.13	0.98	0.98	0.97
2年以上3年経過	幽門側胃切除術	平均値	1.14	1.16	1.45	1.53	1.32	3.00	3.00	2.24	2.65	2.76	1.90	2.59	2.37	2.31	1.35	1.92	1.63
		度数	49	49	49	49	49	49	49	49	49	49	49	49	49	49	49	49	49
		標準偏差	0.35	0.43	0.68	0.74	0.55	1.21	1.35	1.18	1.16	1.11	0.92	1.16	1.05	1.18	0.78	0.93	0.78
	胃全摘術	平均値	1.32	1.39	1.36	1.75	1.46	2.86	2.61	2.46	2.82	2.39	1.86	2.50	2.75	2.36	1.61	2.04	1.46
		度数	28	28	28	28	28	28	28	28	28	28	28	28	28	28	28	28	28
		標準偏差	0.67	0.63	0.62	0.97	0.71	0.93	1.23	0.96	1.09	0.92	0.85	1.00	0.84	0.99	0.79	0.84	0.58
	食道がん(頚部吻合)	平均値	2.05	2.36	2.05	2.45	2.23	3.27	3.18	3.00	3.18	2.64	1.86	2.86	2.50	2.59	1.55	2.59	1.41
		度数	22	22	22	22	22	22	22	22	22	22	22	22	22	22	22	22	22
		標準偏差	1.00	1.18	1.05	1.10	1.08	0.98	1.14	1.23	1.18	0.95	0.89	1.06	1.01	1.01	0.60	0.96	0.80
	合計	平均値	1.37	1.47	1.54	1.81	1.55	2.97	2.82	2.43	2.76	2.60	1.82	2.57	2.46	2.36	1.48	2.11	1.53
		度数	114	114	114	114	114	114	114	114	114	114	114	114	114	114	114	114	114
		標準偏差	0.69	0.81	0.78	0.95	0.81	1.10	1.32	1.15	1.15	1.02	0.86	1.10	1.01	1.08	0.77	0.96	0.79
全体平均	幽門側胃切除術	平均値	1.15	1.20	1.37	1.49	1.30	2.91	2.88	2.32	2.64	2.50	1.89	2.52	2.26	2.19	1.36	2.02	1.52
		度数	132	132	132	132	132	132	132	132	132	132	132	132	132	132	132	132	132
		標準偏差	0.45	0.55	0.66	0.78	0.61	1.20	1.38	1.21	1.19	1.19	1.04	1.20	1.01	1.10	0.77	0.96	0.83
	胃全摘術	平均値	1.19	1.34	1.24	1.62	1.35	3.11	3.11	2.65	2.97	2.64	1.86	2.72	2.53	2.34	1.65	2.20	1.59
		度数	74	74	74	74	74	74	74	74	74	74	74	74	74	74	74	74	74
		標準偏差	0.51	0.58	0.52	0.84	0.61	1.17	1.40	1.34	1.16	1.13	1.00	1.20	0.95	1.09	0.87	1.02	0.79
	食道がん(頚部吻合)	平均値	2.02	2.24	2.12	2.45	2.21	3.41	3.20	3.16	3.18	3.04	2.00	3.00	2.59	2.73	1.82	2.69	1.78
		度数	49	49	49	49	49	49	49	49	49	49	49	49	49	49	49	49	49
		標準偏差	1.09	1.27	1.03	1.04	1.11	1.02	1.24	1.20	1.09	1.10	1.04	1.11	1.06	1.15	0.91	1.08	1.05
	合計	平均値	1.33	1.44	1.48	1.71	1.49	3.07	2.99	2.59	2.86	2.66	1.91	2.68	2.41	2.31	1.53	2.24	1.58
		度数	283	283	283	283	283	283	283	283	283	283	283	283	283	283	283	283	283
		標準偏差	0.71	0.82	0.76	0.92	0.80	1.17	1.37	1.28	1.20	1.17	1.04	1.21	1.04	1.11	0.83	1.07	0.87

第6章 尺度の信頼性と妥当性の検討

通過障害」			第4因子「ダンピング様症状」								第5因子「移送障害」					第6因子「低血糖症状」			第7因子「下痢症状」		
食後30分以内の腹鳴	硬い食べ物のつかえ感	平均点	食後30分以内の動悸	食後30分以内の冷や汗	食後約3時間以内の冷や汗	食後30分以内のめまい	食べ物がしみる感じ	食後の嘔吐の程度	酸っぱい物のこみ上げによる不眠	平均点	食欲不振の程度	げっぷの程度	軟らかい食べ物のつかえ感	胸焼けの程度	平均点	食後約3時間以内の倦怠感	食後約3時間以内の眠気	平均点	下痢の程度	軟らかい便の程度	平均点
2.15	1.95	2.06	1.25	1.10	1.20	1.15	1.55	1.65	1.20	1.30	1.25	1.40	1.55	1.35	1.39	1.40	1.70	1.55	2.40	2.45	2.43
20	20	20	20	20	20	20	20	20	20	20	20	20	20	20	20	20	20	20	20	20	20
1.31	1.00	1.12	0.72	0.31	0.52	0.49	0.89	0.75	0.41	0.58	0.79	0.82	1.05	0.59	0.81	0.75	0.73	0.74	1.05	1.00	1.02
3.14	2.43	2.37	1.14	1.14	1.57	1.43	1.57	1.14	1.57	1.37	1.86	1.71	2.14	1.14	1.71	2.14	2.57	2.36	2.57	2.29	2.43
7	7	7	7	7	7	7	7	7	7	7	7	7	7	7	7	7	7	7	7	7	7
1.57	1.13	1.21	0.38	0.38	0.98	0.79	0.53	0.38	0.53	0.57	1.21	0.95	1.07	0.38	0.90	1.07	1.27	1.17	1.27	1.11	1.19
2.33	2.67	2.67	1.33	1.67	1.33	1.33	1.33	2.33	1.67	1.57	2.67	2.00	3.00	1.33	2.25	2.00	2.33	2.17	3.33	3.67	3.50
3	3	3	3	3	3	3	3	3	3	3	3	3	3	3	3	3	3	3	3	3	3
1.53	1.53	1.18	0.58	0.58	0.58	0.58	0.58	1.53	0.58	0.57	0.58	0.00	0.00	0.58	0.79	1.00	0.58	0.79	1.15	0.58	0.87
2.41	2.16	2.21	1.22	1.19	1.31	1.22	1.53	1.59	1.34	1.34	1.59	1.53	1.88	1.28	1.57	1.63	2.00	1.81	2.47	2.53	2.50
32	32	32	32	32	32	32	32	32	32	32	32	32	32	32	32	32	32	32	32	32	32
1.36	1.05	1.13	0.61	0.40	0.64	0.55	0.76	0.80	0.48	0.61	0.98	0.80	1.07	0.52	0.84	0.87	0.92	0.89	1.11	1.02	1.06
1.92	1.92	1.76	1.15	1.15	1.15	1.04	1.31	1.23	1.12	1.16	1.08	1.19	1.27	1.00	1.19	1.46	2.08	1.77	2.23	2.65	2.44
26	26	26	26	26	26	26	26	26	26	26	26	26	26	26	26	26	26	26	26	26	26
1.16	1.02	0.82	0.46	0.46	0.61	0.20	0.55	0.43	0.33	0.43	0.39	0.63	0.67	0.00	0.42	0.71	0.93	0.82	1.21	1.09	1.15
2.25	2.17	2.13	1.50	1.50	1.25	1.33	1.75	1.75	1.83	1.56	1.92	1.25	2.33	1.00	1.63	1.83	2.00	1.92	2.33	2.75	2.54
12	12	12	12	12	12	12	12	12	12	12	12	12	12	12	12	12	12	12	12	12	12
1.42	1.11	1.14	0.80	0.90	0.62	0.78	1.06	1.06	1.27	0.93	1.16	0.62	1.37	0.00	0.79	1.11	1.28	1.20	1.07	1.14	1.11
2.67	2.17	2.52	1.83	1.83	2.33	1.33	1.83	2.17	2.33	1.95	2.17	1.67	3.00	1.17	2.00	3.17	2.33	2.75	3.83	4.00	3.92
6	6	6	6	6	6	6	6	6	6	6	6	6	6	6	6	6	6	6	6	6	6
1.21	0.75	1.10	1.60	1.17	1.75	0.82	0.75	0.75	1.51	1.19	0.75	0.82	1.41	0.41	0.85	1.47	1.51	1.49	1.17	1.26	1.22
2.09	2.09	2.00	1.30	1.31	1.33	1.17	1.44	1.54	1.46	1.37	1.48	1.30	1.89	1.06	1.43	1.83	2.15	1.99	2.54	2.91	2.72
54	54	54	54	54	54	54	54	54	54	54	54	54	54	54	54	54	54	54	54	54	54
1.22	1.00	1.01	0.74	0.72	0.87	0.54	0.74	0.82	0.95	0.77	0.93	0.66	1.22	0.30	0.78	1.13	1.12	1.13	1.25	1.15	1.20
2.14	1.84	1.87	1.16	1.24	1.22	1.14	1.30	1.43	1.14	1.23	1.14	1.16	1.27	1.27	1.21	1.51	2.00	1.76	2.49	2.68	2.58
37	37	37	37	37	37	37	37	37	37	37	37	37	37	37	37	37	37	37	37	37	37
1.08	0.83	0.93	0.44	0.64	0.58	0.42	0.66	0.73	0.42	0.56	0.42	0.55	0.61	0.61	0.55	0.87	0.94	0.91	1.19	1.11	1.15
2.30	1.81	2.04	1.74	1.52	1.41	1.22	1.78	1.56	1.59	1.54	1.52	1.41	1.81	1.37	1.53	2.07	2.07	2.07	2.26	2.56	2.41
27	27	27	27	27	27	27	27	27	27	27	27	27	27	27	27	27	27	27	27	27	27
1.07	1.00	0.99	1.02	1.05	0.93	0.58	1.01	0.85	0.80	0.89	0.85	0.69	0.83	0.63	0.75	1.00	0.92	0.96	1.13	0.97	1.05
2.39	1.94	2.34	1.50	1.39	1.56	1.50	2.06	1.56	1.56	1.59	2.11	1.94	2.61	1.56	2.06	2.17	2.39	2.28	3.00	3.11	3.06
18	18	18	18	18	18	18	18	18	18	18	18	18	18	18	18	18	18	18	18	18	18
0.92	0.80	1.07	0.92	0.70	0.92	0.79	1.06	0.70	0.78	0.84	1.08	1.26	1.14	0.86	1.08	1.10	0.98	1.04	1.14	1.08	1.11
2.24	1.86	2.03	1.42	1.36	1.35	1.24	1.64	1.51	1.37	1.41	1.49	1.42	1.77	1.36	1.51	1.84	2.10	1.97	2.54	2.75	2.64
83	83	83	83	83	83	83	83	83	83	83	83	83	83	83	83	83	83	83	83	83	83
1.03	0.87	0.99	0.81	0.81	0.79	0.58	0.93	0.76	0.68	0.76	0.85	0.84	0.99	0.67	0.84	0.99	0.95	0.97	1.18	1.07	1.13
2.00	2.10	1.95	1.16	1.29	1.22	1.18	1.41	1.63	1.37	1.32	1.14	1.12	1.43	1.20	1.22	1.61	1.90	1.76	2.33	2.61	2.47
49	49	49	49	49	49	49	49	49	49	49	49	49	49	49	49	49	49	49	49	49	49
0.94	1.07	0.96	0.43	0.68	0.51	0.49	0.64	0.78	0.67	0.60	0.41	0.39	0.74	0.54	0.52	0.76	0.90	0.83	1.07	0.93	1.00
2.11	1.82	2.02	1.39	1.29	1.14	1.21	1.46	1.57	1.79	1.41	1.43	1.36	2.14	1.21	1.54	1.54	1.89	1.71	2.32	2.54	2.43
28	28	28	28	28	28	28	28	28	28	28	28	28	28	28	28	28	28	28	28	28	28
1.10	1.12	0.89	0.83	0.76	0.36	0.50	0.74	0.74	1.03	0.71	0.74	0.68	1.04	0.50	0.74	0.84	0.99	0.92	0.94	0.96	0.95
1.50	2.32	2.06	1.36	1.27	1.36	1.18	1.45	1.68	1.50	1.40	1.95	1.77	2.18	1.41	1.83	1.55	1.86	1.70	2.45	2.59	2.52
22	22	22	22	22	22	22	22	22	22	22	22	22	22	22	22	22	22	22	22	22	22
0.67	0.89	0.85	0.73	0.63	0.73	0.39	0.74	0.72	0.74	0.67	1.13	0.97	1.01	0.80	0.98	0.74	0.94	0.84	0.96	1.01	0.99
1.90	2.12	1.99	1.27	1.29	1.24	1.19	1.45	1.67	1.53	1.38	1.38	1.33	1.77	1.27	1.44	1.57	1.89	1.73	2.32	2.54	2.41
114	114	114	114	114	114	114	114	114	114	114	114	114	114	114	114	114	114	114	114	114	114
0.99	1.10	0.96	0.63	0.67	0.54	0.51	0.72	0.78	0.81	0.67	0.75	0.66	0.94	0.60	0.74	0.82	0.94	0.88	1.06	0.99	1.02
2.05	1.97	1.91	1.17	1.22	1.20	1.14	1.38	1.50	1.23	1.26	1.14	1.19	1.37	1.20	1.23	1.52	1.93	1.73	2.36	2.61	2.49
132	132	132	132	132	132	132	132	132	132	132	132	132	132	132	132	132	132	132	132	132	132
1.08	0.98	0.96	0.49	0.58	0.55	0.42	0.67	0.72	0.52	0.56	0.48	0.57	0.75	0.52	0.58	0.78	0.89	0.83	1.12	1.02	1.07
2.30	1.93	2.08	1.51	1.39	1.30	1.26	1.64	1.55	1.70	1.48	1.58	1.39	2.05	1.23	1.56	1.84	2.04	1.94	2.32	2.55	2.44
74	74	74	74	74	74	74	74	74	74	74	74	74	74	74	74	74	74	74	74	74	74
1.20	1.08	1.00	0.88	0.87	0.72	0.60	0.88	0.81	0.95	0.82	0.91	0.70	1.03	0.51	0.79	0.98	1.04	1.01	1.05	1.00	1.02
2.02	2.18	2.26	1.47	1.41	1.55	1.33	1.71	1.73	1.63	1.55	2.08	1.84	2.49	1.43	1.96	2.00	2.14	2.07	2.88	3.02	2.95
49	49	49	49	49	49	49	49	49	49	49	49	49	49	49	49	49	49	49	49	49	49
0.99	0.88	1.02	0.92	0.73	0.98	0.63	0.89	0.78	0.88	0.83	1.04	1.03	1.10	0.76	0.98	1.10	1.02	1.06	1.13	1.13	1.13
2.10	2.04	2.03	1.31	1.30	1.30	1.20	1.51	1.59	1.45	1.38	1.46	1.37	1.81	1.26	1.47	1.71	2.01	1.86	2.44	2.65	2.55
283	283	283	283	283	283	283	283	283	283	283	283	283	283	283	283	283	283	283	283	283	283
1.10	1.01	1.00	0.71	0.70	0.70	0.54	0.80	0.78	0.77	0.71	0.84	0.73	1.03	0.58	0.79	0.95	0.98	0.96	1.14	1.06	1.10

下位尺度の合計得点で特徴的な変化を認めたのは，食道がんは第1因子「逆流症状」，第2因子「活動力障害」，第3因子「食直後通過障害」，第4因子「ダンピング様症状」，第5因子「移送障害」，第6因子「低血糖症状」，第7因子「下痢症状」のすべてにおいて，合計得点が減少していた。このことは，各機能障害が時間の経過と共に軽度改善されたことを表している。

　その半面，幽門側切除の場合は，第1因子から第7因子まで術後経過による機能障害の変化は，概ね見られなかった。

　また，術式ごとに各下位尺度の合計得点の術後経過期間別に見てみると，胃全摘術で第2因子の「活動力障害」で3.60点→4.22点→2.70点→2.50点と6ヶ月以上1年未満の時点でいったん得点が高くなっているが変化を認めた。他，食道がん（頚部吻合）で第7因子の「下痢症状」は，3.50点→3.92点→3.06点→2.52点と変化している。

　多重比較の結果，この変化が大きく見られる2つの下位尺度において，有意差を認めた（P＜0.05）。

　前者については，胃全摘の場合第2因子合計得点3.60点で，幽門側切除術の第2因子合計得点2.71点と比較し，手術後の3ヶ月以上6ヶ月未満の早期では体力低下の度合いが大きい。術後経過ごとに比較してみると，表16のようになる。

5. 研究者グループ，専門家による尺度の最終決定

　以上の分析結果を踏まえて，研究グループと尺度開発分野および消化器外科分野の専門家により詳細な検討が行われた。

　上記検討の結果，第15項目「胸焼けはありますか」は，本調査における因子分析では，唯一，因子負荷量0.283と基準値である0.30を下回った。しかし，第15項目は，臨床的見地から，重要な項目であると研究者グループの最終判断により採用することを決定した。

　このような開発過程を経て，上部消化管がん患者の術後機能障害評価尺度32項目を確定した。

第6章 尺度の信頼性と妥当性の検討　67

表16　下位尺度合計得点の経時的変化と有意差

胃全摘術

	第1因子	第2因子	第3因子	第4因子	第5因子	第6因子	第7因子	尺度合計得点
カイ2乗	3.84	8.42	1.14	0.03	0.83	4.07	0.12	1.66
自由度	3.00	3.00	3.00	3.00	3.00	3.00	3.00	3.00
漸近有意確率	0.28	0.04**	0.77	1.00	0.84	0.25	0.99	0.65

Kruskal Wallis 検定　　**P＜0.05
グループ化変数：術後経過

食道がん（頚部吻合）

	第1因子	第2因子	第3因子	第4因子	第5因子	第6因子	第7因子	尺度合計得点
カイ2乗	3.89	2.14	4.67	3.43	2.06	7.74	8.19	4.45
自由度	3.00	3.00	3.00	3.00	3.00	3.00	3.00	3.00
漸近有意確率	0.27	0.54	0.20	0.33	0.56	0.05	0.04**	0.22

Kruskal Wallis 検定　　**P＜0.05
グループ化変数：術後経過

II. 臨床応用の有用性

1. 術後機能障害評価尺度 32 項目の開発過程について

本研究では，上部消化管がん患者の手術後の機能障害評価尺度の開発過程と実用性の検討を目的に取り組んだ。尺度開発では信頼性[*1]と妥当性[*2]が高いということは言うまでもなく，最も重要なのは，妥当な尺度開発の過程を踏んでいるかと言うことである[59]。この点については本研究では，文献検討から尺度項目決定，尺度確立に至るまで丁寧で正確な取り組みを実行できたと考えている。

(1) 信頼性について

尺度の信頼性係数については 0.60 もしくは 0.70 が必要である[60)61]。今回の予備調査（n=219）における暫定版 32 項目の全項目の α 係数は 0.926，スピア・ブラウンの信頼係数 0.826，Guttman の折半法における信頼係数は，0.823 といずれも高く，内容的に等質的な尺度項目であると判断できる。また，本調査（n=283）で用いた術後機能障害評価尺度（暫定版）32 項目についても全項目の α 係数は 0.926，スピア・ブラウンの信頼係数 0.826，Guttman の折半法における信頼係数は，0.823 といずれも高く，どちらも内容的に等質的な尺度項目であり，信頼性が高いと判断できる。

以上より，本尺度は高い信頼性を有することが明らかになった。

[*1] 尺度の信頼性；尺度そのものが正確に測定できているかどうかを確認する。方法として，Cronbach の α 係数と再テスト法がある。Cronbach の α 係数 1 に近いほど正確に測定できていることを意味し，0.7 以上が有効である。再テスト法は，尺度の安定性と再現性を確認するもので，1 回目の調査後，約 2-3 週間経過した時点で同じ回答者同じ質問票で再テストを実施する。こちらも Cronbach's α 係数で検討し，1 に近いほど再現性があることを意味し，0.7 以上が有効である。
[*2] 尺度の妥当性；妥当性はその尺度が測定したい内容の「的」を得ているかどうかを確認する。既知グループ技法や因子分析後の下位項目の構造，類似した尺度を併存して活用し，相関関係を検討する方法がある。

(2) 妥当性について

妥当性については，既知グループ技法を用いて各術式による結果の違いの分析し，構成概念妥当性の一つを確認した。術式別としては，表9に示したように，大きくは胃がんと食道がんの2グループに分類できる。胃がんの手術後の尺度平均得点は58.1±15.8点，食道がんの手術後の尺度平均得点は70.1±16.7点と有意差を認め（p＜0.001），予備調査でと同様の傾向であった。この結果から，構成概念妥当性の一部を確認した。

また，32項目は第7因子を抽出できた。因子名は，順に「逆流症状」「活動力障害」「食直後通過障害」「ダンピング様症状」「移送障害」「低血糖症状」「便通障害」であった。

各因子を構成する下位項目の因子構造を研究グループおよび消化器外科の専門家で意見交換をした。その結果，7因子における因子構造は，十分に因子名を代表する症状であるという判断から，本尺度が因子的妥当性を有することを確認した。

2. 術後経過による各下位尺度得点の変化

胃がんの幽門側切除術と食道がんの頸部吻合を行った患者の術後経過期間別の下位尺度合計得点を比較し，機能障害の改善の有無と変化について比較検討した（表15）。

下位尺度の合計得点で特徴的な変化を認めたのは，食道がんは第1因子から第7因子のすべてにおいて合計得点が減少していた。このことは，各機能障害が時間の経過と共に軽度改善されたことを表しており，臨床医の経験から妥当な経過であると判断できる。また，時間と共に機能障害が軽減されていることは，尺度そのものの精度の良好さを意味すると考える。

その半面，幽門側胃切除の場合は，第1因子から第7因子まで術後経過による機能障害の変化を概ね認めなかった。その理由として，幽門側胃切除の場合は，術後の機能障害の変化が手術後約3ヶ月までにおおよそ安定することが影響していると考える[51]。

また，術式ごとに各下位尺度の合計得点の術後経過期間別に多重比較の結果，胃

全摘術で第2因子の「活動力障害」、食道がん（頚部吻合）で第7因子の「下痢障害」において、有意差が見られた（P＜0.05）（表16）。

　前者の「活動力障害」については、胃全摘の場合、手術後の3ヶ月以上6ヶ月未満の早期では3.60点、6ヶ月以上1年未満4.22点と、幽門側切除術の2.71点、2.60点とそれと比較し、体力低下の度合いが大きい。そのため、体力低下の度合いの大きさが影響し、胃全摘の場合は、3.60点→4.22点→2.70点→2.50点と、6ヶ月以上1年未満の時点でいったん得点が高くなっているものの、他の時点では術後経過とともに改善傾向にあることを表していると考える。

　後者の「下痢障害」については、胃がんの場合は、胃切除術による食物の貯留機能の喪失、切除範囲に伴う消化液の分泌障害、腸蠕動の亢進など消化吸収機能の喪失が影響して、下痢を生じる。そのため、第7因子の下痢そのもの機能障害は、術後3ヶ月ごろには安定するとともにその後は改善されにくく、2.43点→2.44点→2.58点→2.47点と、下痢障害が軽度ではあるが持続していることが考えられる。

　これに対して、食道がん（頚部吻合）の場合の下痢は、迷走神経切離により生じる。この迷走神経切離による下痢は、術後の経過とともに改善傾向にある現実は臨床外科医の外来における診察から経験知から判断できる。

　いずれにしても、本研究は横断研究のため、術後経過による機能障害の改善や推移を評価するには、限界がある。そのため、今後、縦断研究において、術後機能障害の推移を評価していくことは必須である。

3. 術後機能障害評価尺度32項目の臨床的応用について

　以上の結果から、本研究で開発した尺度は、信頼性・妥当性ともに高い尺度であり、臨床的にも有用性があると判断できる。今後はこの尺度を用いて、より大規模の調査を行い、さらに厳密に分析を重ねていく予定である。臨床的応用については、本尺度は項目の数が若干多く可能な限り少ない項目で測定できる短縮版の尺度を検討していくことも考慮しながら取り組む必要がある。

　今後、上部消化管がん手術後の長期生存者が増加する状況において、機能障害の

程度を明らかにする方法を確立できたことは，術式の自己決定，術式の評価，手術後の支援内容と支援方法の体系化や患者教育に資する上で意義がある。

また，この研究の成果は，上部消化管がん術後生存者の健康関連QOLの向上につながることが期待される。

4. 術後機能障害評価尺度の開発における今後の課題と展望

今回は，日本における1000床以上の2つの大学病院で手術を施行した上部消化管がん切除患者の手術後に焦点をあてて尺度の検討を行った。対象者のサンプリングは厳密に行ったが，今後は，この最終的な術後機能障害評価尺度32項目を用いて，さらに調査を行っていき厳密に分析を重ね，より精度の高い尺度を作成していく予定である。また，回答者の立場から回答しやすい項目数を減らした短縮版尺度の作成に取り組むことが今後の課題である。

その後の研究の発展としては，国際的に共同研究を行い，英語版の術後機能障害評価尺度の作成に取り組むことも今後の課題である。

第7章

尺度の活用方法

I. 尺度（DAUGS32）の得点方法および平均値

このように丁寧で確実な過程を得て，臨床に有用な術後機能障害評価尺度DAUGS（ドッグ）を確立した。質問項目は，Appendix 1 に示すとおりである。

実際の使用方法として，尺度の評定形式は5段階の間隔尺度となっている。質問項目の一つを例に挙げると，「食欲不振がありますか」という問いに対する患者の回答は，1点：まったくない，2点：少しだけ，3点：多少は，4点：かなり，5点：非常に，の5段階のいずれかを選択することになる（最小32点—最大160点）。したがって，合計得点が高いほど，障害が大きいことを意味する。

この32項目の尺度は，2つの得点方法がある。一つは，32項目の全体の合計得点を評価に用いる方法である。胃がんの平均得点は58.1±15.8点，食道がんの平均得点は70.1±16.7点であった。また，術式ごとの得点は，以下のとおりである。

もう一つは，いわゆる7つの因子ごとの得点を下位項目ごとにサブスケールとして評価する方法である。後者は，術式ごとに現れやすい機能障害の特徴を知ることに役立つ。

下位項目という7つの因子は，以下に示す通りである。

「逆流障害」「活動力障害」「食直後通過障害」「ダンピング様障害」「移送障害」「低血糖障害」「下痢障害」の7つの機能障害であり，それぞれは次の下位項目から構

表17 術式ごとのDAUGS32得点の比較　　n＝283

病名	再建術式	人数（％）	尺度得点平均値
胃がん 58.1±15.8点	幽門側胃切除術（胃亜全摘含む）	132名（46.6％）	56.2±14.7点
	噴門側胃切除	6名（2.1％）	58.2±16.0点
	胃全摘出術	74名（26.1％）	61.6±16.1点
	縮小手術（幽門輪温存）	2名（0.7％）	56.0±24.0点
	楔状胃部分切除	7名（2.5％）	58.7±26.2点
食道がん 70.1±16.7点	頸部吻合	49名（17.3％）	71.4±17.0点
	胸腔内吻合	12名（4.2％）	66.3±15.2点

上部消化管がん切除後の術式別尺度合計得点の平均点を示した。
(**** p＜0.001, *** P＜0.005)

成されている。

1. 第1因子　逆流障害　α係数＝.885
   ・酸っぱい物のこみ上げの程度
   ・苦い物のこみ上げの程度
   ・苦い物のこみ上げによる不眠の程度
   ・飲み込む時のむせ感の程度

   　第1因子は，この4つの項目から構成され，項目の背後には，上部消化管再建後の機能障害として，「逆流障害」が共通する因子として見出された。

2. 第2因子　活動力障害　α係数＝.838
   ・体力や行動力低下の程度
   ・体重減少の程度
   ・息切れやふらつきの程度
   ・摂取量低下の程度
   ・だるさや疲れの程度
   ・腹部膨満の程度

   　第2因子は，この6つの項目から構成され，項目の背後には，上部消化管再建後の機能障害として，「活動力障害」が共通する因子として見出された。

3. 第3因子　食直後通過障害　α係数＝.811
   ・食事中の食べ過ぎ感の程度
   ・吐き気の程度
   ・みぞおちの痛みの程度
   ・胸や胃のもたれ感の程度
   ・食後30分以内の腹痛の程度
   ・食後30分以内の腹鳴の程度
   ・硬い食べ物のつかえ感の程度

   　第3因子は，この7つの項目から構成され，項目の背後には，上部消化管再

建後の機能障害として,「食直通過障害」が共通する因子として見出された。

4. 第 4 因子　ダンピング様障害　α 係数＝.815

・酸っぱい物のこみ上げによる不眠の程度
・食後 30 分以内の動悸の程度
・食後 30 分以内の冷や汗の程度
・食後約 3 時間以内の冷や汗の程度
・食後 30 分以内のめまいの程度
・食べ物がしみる感じの程度
・食後の嘔吐の有無の程度

　第 4 因子は,この 7 つの項目から構成され,項目の背後には,上部消化管再建後の機能障害として,「ダンピング様障害」が共通する因子として見出された。

5. 第 5 因子　移送障害　α 係数＝.796

・食欲不振の程度
・げっぷの程度
・軟らかい食べ物のつかえ感の程度
・胸やけの程度

　第 5 因子は,この 7 つの項目から構成され,項目の背後には,上部消化管再建後の機能障害として,「移送障害」が共通する因子として見出された。

6. 第 6 因子　低血糖障害　α 係数＝.705

・食後約 3 時間以内の倦怠感の程度
・食後約 3 時間以内の眠気の程度

　第 6 因子は,この 2 つの項目から構成され,項目の背後には,上部消化管再建後の機能障害として,「低血糖障害」が共通する因子として見出された。

7. 第 7 因子　下痢障害　α 係数＝.856

・下痢の程度

・軟らかい便の程度

第7因子は，この4つの項目から構成され，項目の背後には，上部消化管再建後の機能障害として，「下痢障害」が共通する因子として見出された。

従って，それぞれの下位項目ごとの項目合計点は，サブスケールとしての合計点である。そのため，その下位項目の合計点の術式ごとの比較により，術式に特徴的な機能障害の程度を査定できるという活用方法がある。たとえば，食道がんによる食道切除後であれば，胃切除より，一般的には逆流障害の程度が大きい。その理論値と実践知を根拠に，より詳細な食道がんの再建術式ごとの術後機能障害を査定することができる。

このように，下位項目ごとの合計得点の比較は，より詳細な機能障害について，術式ならびに再建術式の特徴を評価できるという利点がある。

II. 臨床研究

1. 自治医科大学附属病院でのDAUGSを用いた臨床研究

(1) 食道がん手術における3領域郭清，2領域郭清の比較・検討

食道がんは頚部，胸部，腹部に広範なリンパ節転移をきたすので，根治術には3領域リンパ節郭清を行う場合が多い。一方で，がんの局在や進行度，特に表在がんでは頚部郭清を省略できる場合，すなわち2領域手術もある。従来，2領域と3領域の比較は根治性で論じられてきたが，術後の障害度を客観的に比較するものは極めて少なかった。そこで食道がん手術において術後の機能障害について2領域と3領域の比較をDAUGSで検討した。対象はすべて右開胸を伴う食道がん根治術症例であり，再建は胃管を用いて，吻合は頚部である。対象症例は大阪大学医学部附属病院と大阪府立成人病センターも含まれる。結果は表18に示す。患者背景や術後の体重減少に有意な差はなかったが，DAUGSスコアは有意に3領域群で高かった。7因子解析では活動性や逆流症状が3領域群で高かった。3領域郭清では侵襲が大

表18 食道がん手術2領域郭清と3領域郭清の患者背景とDAUGS総スコア

	2領域（N＝22）	3領域（N＝20）	P値
年齢	66±8	64±6	0.12
性別（男性：女性）	21：1	17：3	0.26
術後BMI	17±4	15±4	0.17
術後体重減少（Kg）	8±4	9±6	0.78
DAUGU総スコア	68±17	78±14	0.04

データは平均値±標準偏差
BMI: Body mass index
文献（Surgery Today 2007）より許可を得て掲載（一部改）

表19 食道がん手術2領域郭清と3領域郭清の患者背景とDAUGS7因子解析

	2領域（N＝22）	3領域（N＝20）	P値
活動力低下	24±6	28±5	0.02
逆流症状	9±5	12±5	0.04
ダンピング症状	7±3	7±2	0.19
嘔気・嘔吐	7±3	9±4	0.13
通過障害	6±3	7±2	0.21
痛み	6±2	6±2	0.87
下痢・軟便	7±2	6±2	0.66

文献（Surgery Today 2007）より許可を得て掲載（一部改）

となるため，術後の障害度も高くなると思われるが，DAUGSにより客観的に障害度を比較できた。なお，本臨床研究結果は3領域郭清を否定するものではなく，3領域郭清を標準としながらも，2領域で根治性が担保できる症例の選択が重要であることを示すものである。

(2) 胃全摘と噴門側胃切除の比較

1999年の日本胃がん学会アンケート調査によると，噴門側胃切除の再建方法は空腸置換が最も多く全施設の42％（114施設）であり，ついで食道残胃吻合33％（89施設），空腸嚢置換法14％（39施設），Double tract法9％（25施設）であった。噴門側胃切除後の再建法については標準的なものは確立されておらず，また術後のQOLが必ずしも良好といえないことが課題と思われる。先行研究により得られた開腹での噴門側胃切除と開腹での胃全摘のDAUGSスコアを表20に示す。噴門側胃切除の再建は空腸置換法である。DAUGSの解析により噴門側胃切除でやや障害

表20 開腹噴門側胃切除と胃全摘

	再建法	DAUGS総スコア
噴門側胃切除（N=6）	空腸置換法	58±16
胃全摘（N=74）	Roux-en-Y法	61±16

表21 腹腔鏡下噴門側胃切除と腹腔鏡下胃全摘のDAUGSスコア

	再建法	DAUGS総スコア	EORTC-QL2	Speamanの相関係数
噴門側胃切除（N=11）	ダブルトラクト法	53	72	−0.64 P=0.03
胃全摘（N=20）	Roux-en-Y法	47	84	−0.45 P=0.04

が低かった（対象症例は大阪大学医学部附属病院と大阪府立成人病センターも含まれる）。

　最近では，上部の胃がんで比較的早期の場合には腹腔鏡下で噴門側胃切除や胃全摘が行われるようになってきた。当科では腹腔鏡下の噴門側胃切除（laparoscopic assisted proximal gastrectomy: LAPG）の再建にダブルトラクト法を導入した。本術式の評価を，腹腔鏡下の胃全摘と比較した。

　DAUGSの総スコアは腹腔鏡下の噴門側胃切除ダブルトラクト法で障害がやや大であった。EORTCのQOLスコアでも腹腔鏡下胃全摘のほうがQOLが高い結果となり，相関していた。短期的には腹腔鏡下の噴門側胃切除のダブルトラクトを強く推奨する結果にはなっていない。しかしながら，開腹の噴門側胃切除（空腸置換）よりDAUGSスコアは小であり，腹腔鏡手術のアドバンテージを考える。

(3) 腹腔鏡下胃全摘と開腹胃全摘の比較

　腹腔鏡下幽門側胃切除と開腹幽門側胃切除では前向き比較検討がいくつか行われており，幽門側胃切除は腹腔鏡下手術の安全性や低侵襲が認められている。しかし，腹腔鏡下の胃全摘では大規模前向き比較試験は存在せず，安全性や有用性のエビデ

ンスが乏しい．腹腔鏡下の食道空腸吻合についても，サーキュラーステイプラを開腹に準じて用いる方法，経口アンビルを用いる方法，リニアステイプラを用いる方法など様々な方法が試みられているが，標準化はされていない．

そこでDAUGSを用いて，2008年以降の腹腔鏡下胃全摘：経口アンビル法（N＝47）と開腹胃全摘（N＝47）を自治医科大学附属病院で行った症例を後ろ向きに検討したところ，開腹胃全摘に比べ腹腔鏡下の胃全摘のほうがDAUGSスコアが低くなった．EORTC QLQ32でも腹腔鏡下胃全摘が優れており，DAUGSとEORTCは有意に相関した（データは投稿準備中）．胃全摘においても腹腔鏡手術のアドバンテージの可能性が示された．

(4) 食道亜全摘後の空腸再建の術後機能評価

食道がんの再建方法は一般的には胃を用いるが，胃を使用できない場合には空腸あるいは結腸再建になる．空腸と結腸のどちらを用いるかは施設，術者の得意とするところに依存している現状である．それぞれの欠点，利点についての比較は行われていない．われわれの施設では血管吻合を伴う空腸再建を施行している．結腸はほとんど経験がないが，空腸再建の解析を行うこととした．DAUGSにより，空腸再建のDAUGSスコアは胃再建に劣ることはなかった（データは投稿準備中）．

2. 大阪府立成人病センターでのDAUGSを用いた臨床研究[70]

食道切除後の再建臓器としては一般的に胃管が用いられるが，術後に胃・十二指腸液の逆流と胃排泄遅延が生じ，これが誤嚥性肺炎や低栄養，QOLを低下させる大きな原因となっている．これまで逆流や胃排泄遅延の防止を目的として，fundoplicationや幽門形成術など種々の術式が考案されてきたが，手技が複雑すぎたり，がんの手術として適切でないなどの理由で，いずれも一般化には至っていない．我々は逆流防止目的に十二指腸の離断とRoux-en Y再建の付加を，排泄遅延軽減目的で作成した胃管のantrum後壁に大口径の胃空腸吻合を作成する術式を8例の患者に行ったので，同時期に通常の胃管再建術を施行した15例の短期・中期成績と比較し，本術式の有効性について検討した．

RY群は手術時間が有意に延長（575±40 vs 512±69 min, p=0.03）していたが，イレウスや縫合不全，SSIなど術式に関連する術後合併症はみられなかった。術後2日目の胃管内の膵アミラーゼ値（1884±2152 vs 25790±23542 IU/L, p=0.07），T.bil値（1.1±2.5 vs 8.1±14.5 mg/dl, p=0.31）はRY群が低値の傾向あり，十二指腸液の胃管内逆流が減少していることが示唆された。退院時の食事摂取量，BMI，リンパ球数に有意差はなかったが，血清アルブミン値（3.9±0.2 vs 3.5±0.3 g/dl, p=0.01）はRY群が有意に高値であった。1年後の内視鏡検査でRY群では胃管内に食物残渣や胆汁がみられなかった。DAUGS-32のアンケート調査票を用いたQOL評価では「活動性低下」，「逆流症状」，「嘔気・嘔吐」，「疼痛」の項目においてRY群が有意に良好であった。

　食道切除胃管再建時の十二指腸離断とRoux-en Y付加は，安全であり，術後の胃十二指腸液の逆流防止と胃排泄遅延の防止に有用である可能性が示唆された。今後は，無作為化比較試験により本術式の有用性を明らかにする予定である。

Ⅲ．臨床における有用性

1. 胸部食道がんにおける頚部リンパ節郭清の有無による術後機能障害の差異

　DAUGS32を用いて，胸部食道がんにおける頚部リンパ節郭清の有無による術後機能障害の程度を比較した。

　胸部食道がんでは頚部から腹部まで広範にリンパ節転移を来す危険性があり，頚部，胸部，腹部の3領域のリンパ節郭清が行われる場合が多い。ただし，胸部食道がんでは3領域手術は胸腹部の2領域手術に比べ，手術侵襲が大きくなる。従来，3領域と2領域の利益と不利益に関しては，主に根治性と手術侵襲で論議されてきたが，術後の消化器症状や機能障害を客観的に評価した報告や比較に関する報告は極めて少ない。

　我々の先行研究（Nakamura et al. Surgery Today, 2005）において，上部消化管がんの術後機能障害を客観的に評価する尺度を開発した。

本研究の目的は，この尺度を用いて食道がん頚部リンパ節郭清の有無による術後機能障害の差異について検討することである。

(1) 対象と方法

調査対象：2000-2004年の期間で大阪大学附属病院ならびに自治医科大学附属病院にて根治手術を施行した胸部食道がん患者で次の条件を満たす患者72名を無作為に抽出した。

1. 胸部食道がん根治術を施行され胃管再建で吻合は頚部で施行（胸腔内吻合は除く）
2. 術後3ヶ月—約3年経過
3. 調査する3ヶ月以内に化学療法および放射線療法の治療を受けていない
4. 重複がんのない
5. 再発のない
6. 他の消化器疾患がない
7. 研究参加への同意を得られた

調査方法：アンケート様式。自記式質問票を配布・回収ともに郵送法

調査内容：個人属性として，年齢，性別，結婚の有無，食事回数，間食の回数，食事にかける時間，食後の休息時間，手術前の体重と現在の体重，身長，開発した尺度による術後機能障害の程度

調査期間：2004年3月

分析方法：統計学的方法は，統計ソフトSPSS software (Version11. USA) を用いて，術後機能障害評価尺度32項目合計得点，7つの下位項目の得点比較をMann-WhitneyU検定で分析した。データは平均値と標準偏差 (SD) で表記した。$P<0.05$で有意差有りとした。

倫理的配慮：本臨床研究は調査を行う大阪大学 (NO. 329) と自治医科大学 (NO. 疫03-07号) における倫理委員会での承諾，各施設長の承諾を得た上で研究を進めた。また，対象者の研究参加に対する自由意志の尊重とプ

バシーの保護に配慮した。

(2) 結果

調査票を72名に配付し，回収数は51名（有効回答率70.8%）であった。その内，頸部吻合を施行した43名（胸腔内吻合を省く）を分析の対象とした。43名の内訳は，2領域郭清症例は22例，3領域郭清は21例であった。全体の平均年齢64.5±7.3歳（2領域66.1±7.9歳，3領域63.3±6.3歳），男性38名，女性5名（2領域；男性21名，女性1名，3領域男性17名，女性4名）であった。術後機能障害評価尺度では，64.9±16.6点，3領域は74.3±13.3点で有意に3領域郭清群が術後の障害度が高かった（p<0.05）（表22）。

7つの下位項目における：1）活動力障害，2）逆流障害，3）ダンピング様症状，4）悪心・嘔吐症状，5）食物通過障害，6）痛み症状，7）下痢，軟便のカテゴリー毎のスコアでは活動力低下，逆流症状，悪心嘔吐，食物通過障害の項目で3領域群でのスコアが高かった（表24）。

表22 対象属性と尺度得点

	2領域	3領域	P値
平均年齢	66.1±7.9歳	63.3±6.3歳	N.S
男女比	男性21名	男性17名	N.S
	女性1名	女性4名	
術後のBMI	16.8±3.6	15.4±3.6	N.S
体重減少（Kg）	7.6±4.1	8.8±5.9	N.S
尺度得点合計（点）	74.3±13.3	74.3±13.3	P<0.05

表23 食事に関する質問内容の結果

	2領域 n=22	3領域 n=21	P値
食事回数（回/日）	3.23±0.7	2.95±0.5	NS
間食回数（回/日）	1.81±0.7	1.64±0.6	NS
食事にかける時間（分）	23.32±8.3	26.0±10.6	NS
食後の休息（分）	46.7±20.6	41.0±17.5	NS

表24 因子得点別比較

カテゴリー	2領域 n=22	3領域 n=21	P値
活動力低下	23.6±6.3	**27.8±5.0**	P<0.05
逆流症状	9.3±4.7	12.1±4.8	N.S
ダンピング様症状	6.9±2.7	7.0±1.8	N.S
悪心・嘔吐	6.8±2.7	**8.5±3.5**	N.S
食物通過障害	6.1±2.8	**7.0±2.3**	N.S
痛み症状	5.6±2.0	5.7±2.1	N.S
下痢軟便	6.8±2.0	6.3±2.4	N.S

表25 術後経過期間別の尺度32項目の合計得点の比較

術後経過期間	2領域 尺度得点平均値(n)	3領域 尺度得点平均値(n)
3ヶ月以上6ヶ月未満	59.0±0.0 点 (1)	73.0±5.0 点 (3)
6ヶ月以上1年未満	61.3±11.1 点 (7)	72.5±0.7 点 (2)
1年以上2年未満	53.5±15.5 点 (4)	71.0±26.8 点 (3)
2年以上約3年経過	72.6±18.5 点 (10)	75.4±12.9 点 (13)

(3) 考察

〈先行研究における3領域と2領域の比較検討〉

　胸部上部食道がんでは主に頚部から上縦隔にリンパ節転移の主座があり，頚部を含めたリンパ節郭清の重要性が指摘されている。胸部中部-下部食道がんでは頚部リンパ節転移を認める場合があるため，頚部リンパ節郭清，すなわち3領域郭清を推奨する報告があるが，一方で2領域すなわち胸部からのアプローチで十分であるとの意見もある。従来，3領域と2領域の手術に関しては手術侵襲や術後の肺合併症，治療成績で論じられてきた。3領域手術は根治性においても，手術の安全性についてもcontroversialである。

〈3領域と2領域の評価方法〉

　また，根治性や合併症の他に，治療法選択において重要なのは術後あるいは治療後のQOLや消化管機能である。食道がん手術の術後QOLに関する報告はEORCT

QLO-C30 などがある。しかし，3 領域と 2 領域での消化管機能障害に関する客観的な指標や比較に関する報告はない。

我々は先の術後消化管障害に関する評価法を用いて検討してみた。今回用いた上部消化管がん（食道がんならびに胃がん）の術後機能障害の評価尺度（Postoperative Dysfunction for Upper Gastrointestinal Cancer－32（initial version））は，活動性低下，逆流症状，ダンピング様症状，悪心・嘔吐症状，食物通過障害，痛み症状，下痢症状 7 つの下位項目で構成されている。また，この術後機能障害評価尺度は，信頼性・妥当性はともに検証され，臨床的応用において有用性が高い（Sergery Today, 2005）。

〈活動性低下，逆流症状，悪心・嘔吐が 3 領域で障害が大きい根拠について〉

本調査の結果は，7 つのカテゴリーでは，3 領域群で活動性低下，逆流症状，悪心・嘔吐症状の 3 カテゴリーにおいて，有意に障害が大であった。

鎖骨上リンパ節転移に関しては頸部からのアプローチが必要である。3 領域郭清では広範な頸部操作に伴う前頸筋群の剥離や一部切離による影響が，嚥下機能の低下と頸部の違和感（頸が腫れた感じや絞まる感じ）をもたらし，消化液の逆流症状，悪心・嘔吐に関与したものと考えられた。また，これらのことに伴い，食事摂取量の低下を招く。さらには食事摂取量の低下からくる身体の飢餓状態と活動量の低下に起因する筋肉の萎縮が，体力の低下と考える。さらに筋肉の萎縮は，体重減少を招くが，この場合は体重が回復する患者は少ない。この一連の過程から，体力の低下を及ぼし，活動性の低下に至ると考えらえる。

広範なリンパ節郭清や周術期管理の進歩は食道がん全体の治療成績の向上をもたらしたが，最近では体腔鏡を用いた低侵襲手術など，患者の QOL 向上を目指した工夫もなされている。センチネルリンパ節に基づくリンパ節郭清の省略により，機能温存して根治治療を目指す工夫も報告されている。進行食道がんでも化学放射線療法が奏功し，手術成績と同等の結果が得られるようになった。手術と化学放射線療法の治療選択においても術後機能障害を明確に示すことは重要である。

占居部位や深達度などによってリンパ節転移の分布や転移率に差がみられ，個々の症例で CT，US，MRI などを用いて緻密な術前評価により術式の決定が重要である。

本研究結果は頚部リンパ節郭清を否定するものではなく，症例選択の重要性を唱えるものであることを強調したい。

＊

3領域リンパ郭清は2領域リンパ郭清と比較し，術後の消化管機能障害は大であり，症状も継続するため，頚部リンパ節郭清の適応症例の見極めが重要である。

2. 胃がん患者の術後機能障害の評価と社会復帰状況について

DAUGS32を用いて，胸部食道がんにおける頚部リンパ節郭清の有無による術後機能障害の程度を比較した。

(1) 研究の背景

術後の機能障害を客観的に評価する方法や研究報告は極めて少ない。我々の先行研究 (Surgery Today, 2005) において，上部消化管がん患者の術後機能障害を客観的に評価する尺度を開発した。

(2) 目的と方法

DAUGS32尺度を用いて，胃がん患者の術後機能障害の評価と社会復帰状況について，術式別に比較検討する。

対象者は次のような条件で選定した。

1. 研究参加への同意を得られた患者
2. 胃がんの術後3ヶ月から約3年経過した患者
3. 認知症がなくコミュニケーションが可能な患者
4. 調査する3ヶ月以内に化学療法および放射線療法の治療を受けていない患者
5. 今回の手術が再手術でない患者
6. 術後，再発徴候のない患者
7. 他の消化器系の合併症がない患者

調査対象：大阪大学医学部附属病院，自治医科大学附属病院において 2000-04 年に胃がんの手術を受け，選定条件を満たした患者を無作為抽出した。

調査期間：2004 年 3 月

調査方法：アンケート調査で自記式質問票を郵送法で調査

調査内容：術後機能障害評価 32 項目，術後の食生活に関する項目，光野の社会復帰分類

分析方法：統計ソフト SPSS.Ver14., 32 項目合計得点ならびに 7 つの下位尺度の得点を 1factor-ANOVA，多重比較（Turkey）Mann-Whitney 検定

(3) 結果

配付数は 211 名，回収数は 165 名（有効回答率 78.2%）であった。平均年齢：65.1 ± 10.5 歳，性別は，男性 119 名，女性 46 名であった。DAUGS32 の平均得点は，幽門側切除 58.9 ± 15.0 点（n = 100），胃全摘 66.8 ± 14.1 点（n = 57），幽門保存胃切除 62.4 ± 21.6 点（n = 8），尺度合計得点の全体平均は 61.8 ± 15.5 点であった。

表 26 対象の属性（術式別）

	幽門側 n = 100	全摘 n = 57	幽門保存 n = 8	P 値
平均年齢	65.2 ± 10.9	64.6 ± 10.1	68.9 ± 9.3	NS
食事回数 （回 / 日）	3.0 ± 0.3	3.0 ± 0.2	3.0 ± 0.0	0.703
間食回数 （回 / 日）	1.7 ± 0.7	2.0 ± 0.8	1.6 ± 0.5	0.023
食事時間 （分 / 回）	22.4 ± 9.9	27.6 ± 15.1	32.5 ± 22.4	0.078
休息時間 （分 / 回）	37.3 ± 22.2	38.4 ± 20.9	45.0 ± 30.2	0.85
体重減少 （Kg）	4.6 ± 7.2	10.2 ± 4.8	8.5 ± 7.4	0
BMI	18.9 ± 14.0	17.5 ± 5.0	19.0 ± 3.9	0.474

第 7 章　尺度の活用方法　89

表 27　DAUGS 32 の 7 因子ごとの平均得点（術式別）

	幽門側 n = 100	全摘 n = 57	幽門保存 n = 8	P 値
活動力障害	18.7 * ± 6.9	21.9 * ± .5	20.9 ± 6.1	0.012
逆流障害	6.8 ± 2.7	7.2 ± 3.1	7.0 ± 3.7	0.66
ダンピング様症状	5.7 ± 1.6	6.4 ± 2.5	6.0 ± 2.4	0.075
悪心・嘔吐症状	6.4 ± 2.7	7.2 ± 2.9	7.5 ± 3.3	0.185
食物通過障害	3.7 ** ± 1.2	4.9 ** ± 2.3	4.5 ± 2.4	0.002
痛み症状	4.6 * ± 1.9	5.4 * ± 2.0	4.1 ± 1.7	0.046
下痢 / 軟便	4.5 * ± 1.8	5.1 * ± 1.6	3.5 * ± 2.0	0.039

表 28　術後経過における DAUGS 32 の平均得点

幽門側	3-6ヶ月 n = 23	6-12ヶ月 n = 12	1-2 年 n = 38	1-3 年 n = 27
合計得点	54.6 ± 12.9	45.8 ± 17.7	55.2 ± 14.4	53.3 ± 14.5
活動力障害	19.3 ± 4.9	14.7 ± 8.1	20.0 ± 6.6	18.2 ± 7.9
逆流障害	6.6 ± 2.7	5.9 ± 1.4	6.7 ± 2.8	7.4 ± 3.1
ダンピング様症状	5.6 ± 1.3	5.9 ± 2.2	5.7 ± 1.8	5.6 ± 1.1
悪心・嘔吐症状	6.7 ± 3.3	6.1 ± 3.1	6.3 ± 2.5	6.4 ± 2.1
食物通過障害	4.2 ± 1.4	3.2 ± 0.6	3.5 ± 1.0	3.8 ± 1.3
痛み症状	4.1 ± 1.5	4.1 ± 1.4	5.0 ± 2.5	4.7 ± 1.6
下痢 / 軟便	4.9 ± 1.6	3.3 ± 1.9	4.9 ± 2.1	4.2 ± 1.4

表29 社会復帰に関する質問結果　　　　　　　　　　　　　　n = 164

社会復帰に関する項目	人数（％）
1. 手術前と同じ仕事をしている	71名（43.3）
2. 疲労しやすいので手術の前より仕事を減らしている	39名（23.8）
3. 手術の前と同じ仕事をすると疲労がひどいので最小限の仕事をしている	15名（9.1）
4. 仕事をしたいが体調が十分に回復しないのでほとんど仕事をしていない	16名（9.8）
5. 人の介助を必要として生活している	3名（1.8）
6. もともと何も仕事をしていない	20名（12.2）

表30　社会復帰状況と障害スコア（PODUGC-32）

術前と同じ仕事 (n=71)	49.1±15.6 点
術前より仕事を減らしている (n=39)	56.9±15.7 点
疲労により最小限の仕事 (n=15)	57.3±8.8 点
体調が回復しないので仕事をせず (n=16)	63.3±11.8 点
順に機能障害得点が高かった	

　以下に，結果を占めす。表26は術式ごとの特性，表27は術式ごとの下位項目の平均得点，表28は術後経過に伴う下位項目の得点，表29は光野の分類に伴う社会復帰状況と術式ごとの社会復帰人数，表30は，光野の分類に伴う社会復帰状況と術後機能障害の結果である。社会復帰状況は，術後機能障害が大きいほど，社会復帰状況が悪かった。

(4) 結論

1. 開発したDAUGS-32では障害の程度は胃全摘＞幽門側で，活動度低下，通過障害，痛み症状に有意差を認めた。
2. 胃切除後の機能障害は時間経過により著明に改善する可能性は低い。
3. 術後機能障害得点と術後の社会復帰状況に関連性を認め，機能障害が大きいほど，社会復帰状況が悪かった。

3. まとめ

1. Cronbach の α 係数，再テスト法により，信頼性を有することを確認できた。また，妥当性については，既知グループ技法，因子分析による下位項目の構造により，妥当性を有することを確認した。
2. このような臨床応用の結果から，DAUGS32 は，信頼性・妥当性共に十分に検証され，臨床への実用性の高い尺度であるといえる。
3. 主観的な症状を客観性をもって評価できる尺度であり，かつ主観的評価のため施設間差が生じない。
4. 7因子のサブスケール間の比較，ならび32項目のトータルスケールとして，総合して点数化できるため使い勝手が良い。
5. 簡便な質問票で，患者の記入漏れや不的確な回答も少ない。
6. 研究使用はもちろんのこと，患者自身で機能障害の時間的経過を管理できる。

Appendix 1

Ⅰ．DAUGS32 の質問項目

実際に臨床で用いる質問紙は，以下のようなものである。

		ほとんどない	少しだけ	多少は	かなり	非常に
現在の手術後の**身体症状**についておたずねします。 ・手術の前と比較して手術の後に現れた身体症状で，ご自分の状態に最もよく当てはまる番号を一つだけえらび，○印でかこんでください（過去１週間について）。 ・ご自分の状態に当てはまらないような答えの場合は，中でもよく当てはまる番号を一つえらび，質問ぜんぶにこたえてください。						
	例) 食欲不振がありますか	1	2	③	4	5
1)	手術前の半分位の分量を食べるとお腹がいっぱいになりますか	1	2	3	4	5
2)	胸やお腹のもたれ感を感じますか	1	2	3	4	5
3)	食事中に急に食べ過ぎたような感じになりますか	1	2	3	4	5
4)	お腹がはることがありますか	1	2	3	4	5
5)	食欲不振がありますか	1	2	3	4	5
6)	軟らかい食べ物をのみ込む時につかえ感がありますか	1	2	3	4	5
7)	硬い食べ物をのみ込む時につかえ感がありますか	1	2	3	4	5
8)	げっぷがありますか	1	2	3	4	5
9)	食べ物をのみ込む時に，むせますか	1	2	3	4	5
10)	にがいものがこみ上げますか	1	2	3	4	5
11)	にがいものがこみ上げるために，良く眠れないことがありますか	1	2	3	4	5
12)	すっぱいものがのどに上がってきますか	1	2	3	4	5
13)	すっぱいものが上がるために，良く眠れないことがありますか	1	2	3	4	5
14)	食べた物をもどすことがありますか	1	2	3	4	5
15)	胸やけがありますか	1	2	3	4	5
16)	食べ物が胸にしみる感じがありますか	1	2	3	4	5
17)	吐き気を感じますか	1	2	3	4	5
18)	食後にみぞおちあたりが痛みますか	1	2	3	4	5
19)	食後約 30 分以内に，冷や汗が出ますか	1	2	3	4	5
20)	食後約 30 分以内に，動悸がありますか	1	2	3	4	5

	ほとんどない	少しだけ	多少は	かなり	非常に
21) 食後約30分以内に，めまいがありますか	1	2	3	4	5
22) 食後約30分以内に，お腹がごろごろ鳴りますか	1	2	3	4	5
23) 食後約30分以内に，お腹の痛みがありますか	1	2	3	4	5
24) 食後2～3時間後に，全身がだるく力がぬけるようになりますか	1	2	3	4	5
25) 食後2～3時間後に，眠くなるような感じがありますか	1	2	3	4	5
26) 食後2～3時間後に，冷や汗が出ますか	1	2	3	4	5
27) 下痢がありますか	1	2	3	4	5
28) 軟らかい便が出ますか	1	2	3	4	5
29) だるさや疲れを感じますか	1	2	3	4	5
30) 体重が減りましたか	1	2	3	4	5
31) 体力や行動力の低下がありますか	1	2	3	4	5
32) 階段や坂道をあがる時に息切れや立ちくらみを感じますか	1	2	3	4	5

＊質問は以上です．記入もれが無いかご確認願います．ご協力有難うございました．

Ⅱ．質問項目の分類

32の質問項目に対する回答を7つの因子に分けて分析する．

（Cronbachのα係数は，α係数＞0.7で信頼性がある．番号は，質問紙の関連項目を示す．）

第1因子：逆流障害　　α係数＝0.885

9) 飲み込む時のむせ感
10) 苦い物のこみ上げ
11) 苦い物のこみ上げによる不眠
12) 酸っぱい物のこみ上げ

第2因子：活動力障害　　α係数＝0.838

1) 摂取量低下の程度
4) 腹部膨満の程度

29）だるさや疲れの程度
30）体重減少の程度
31）体力や行動力低下の程度
32）息切れやふらつきの程度

第3因子：食直後通過障害　　α係数＝0.811

2）胸や胃のもたれ感
3）食事中の食べ過ぎ感
7）硬い食べ物のつかえ感
17）吐き気の程度
18）みぞおちの痛み
22）食後30分以内の腹鳴
23）食後30分以内の腹痛

第4因子：ダンピング様障害　　α係数 0=.815

13）酸っぱい物のこみ上げによる不眠
14）食後の嘔吐の程度
16）食べ物がしみる感じ
19）食後30分以内の冷や汗
20）食後30分以内の動悸
21）食後30分以内のめまい
26）食後約3時間以内の冷や汗

第5因子：移送障害　　α係数＝0.796

5）食欲不振の程度
6）軟らかい食べ物のつかえ感
8）げっぷの程度
15）胸焼けの程度

第6因子：低血糖障害　　α係数＝0.705

25）食後約3時間以内の倦怠感

26）食後約3時間以内の眠気

第7因子：下痢障害　　α係数0＝.856

27）下痢の程度

28）軟らかい便の程度

Appendix 2

幽門側胃切除術後再建（Billroth-I 法 vs Roux-enY 法）に関する RCT
DAUGS20 を用いた術後機能障害の結果

　本書では，DAUGS32 の開発過程と信頼性・妥当性の検証，臨床への有用性について論述した．その後，DAUGS32 は，より簡便で感度が高い評価尺度に洗練された．すなわち，質問項目の数は，32 項目から 20 項目に短縮され，名称も DAUGS20 となった．さらに DAUGS20 の信頼性・妥当性を有することは検証されており，いくつかの臨床研究にも活用され，論文も報告されている．

　ここでは，DAUGS20 を用いた大阪大学消化器外科での臨床研究の成果を先取りして，下記に報告する．

Ⅰ．はじめに

　胃がんに対する幽門側胃切除後再建法としていくつか行われているが，我が国では，Billroth-I（BI）法と Roux-enY（RY）法が広く行われている．以前は，再建方法が単純かつ生理的であるとの理由から BI 法を積極的に行う施設がほとんどであった．吻合部に緊張がかかる場合や十二指腸に潰瘍がある場合のように，BI 法が採用できないときに Billroth II 法（BII 法）が選択されていた．しかしながら，胆汁逆流や残胃炎，逆流性食道炎の発生の観点から標準的に行う施設は減少していった．現在では，吻合部に緊張がかかる場合に BII 法と比べて胆汁逆流が少ない点から，状況により RY 法を採用する施設も多い．一方，縫合不全などの合併症が少ないとの理由から RY 法を BI 法の変わりに積極的に幽門側胃切除後再建に行う施設も徐々に増えている．それぞれを後方視研究として優劣を評価した報告はいくつか存在するが，エピデンスレベルの高い報告は少ない．両者には，それぞれ長所と短所があ

り，その何を重視するかにより，術者の判断で術式が決定されているのが現状である。上部消化管内視鏡の普及により早期胃がん症例が増えたことより，長期生存患者が増加していることを考慮すると，術後の長期的な QOL や術後障害も含めた両術式の評価が必要である。

　大阪大学消化器外科では，関連病院を中心として臨床研究グループ（NPO 法人消化器外科共同研究会上部疾患分科会）を組織している。幽門側胃切除における再建方法として長期的な観点に立った場合にどちらの方法が優れているかを検討した。患者側の栄養状態や QOL を最も重視すべきと考え，提供すべき手術術式決定のため RCT を 2005 年 7 月より実施した。主評価項目は，栄養状態を最も客観的に反映すると思われる術後一年目の体重減少とした。本稿では，幽門側胃切除後の機能障害を中心として，DAGUS20 を用いたアンケート調査を実施したので報告する。

II．方法

　幽門側胃切除後再建における BI 法と RY 法に関して無作為比較試験を手術 1 年後の体重減少率を主評価項目で実施した（図 1）登録期間は 2005 年 7 月より 2008 年 12 月（登録期間 3 年 5 カ月）まで 332 例の試験登録があった。手縫い吻合法や器械吻合法などの詳細な方法選択に関して細かな指定は行わず，各施設が従来から行っている方法で実施した。この臨床試験が終了した時点から 3 カ月が経過した時点で QOL および術後障害に関するアンケート調査を実施した。本試験の登録患者を対象として郵送法によるアンケート調査を行い，死亡が確認されている 2 例，胃全摘などへの術式変更となった 3 例を除く 327 例に郵送し回収した。DAUGS 調査票は，直接事務局に被験者より返送いただき，担当医の関与によるバイアスを最小限とした。胃術後障害の調査票は中村らが上部消化管術後障害の評価指標として報告した DAGUS20（Dysfunction After Upper Gastrointestinal Surgery-20）を使用した。
　DAUGS20 は，上部消化管術後機能障害の評価として，中村らにより報告されている[72]。20 の質問を 5 つの回答（まったくない，ほとんどない，少しだけ，多少あ

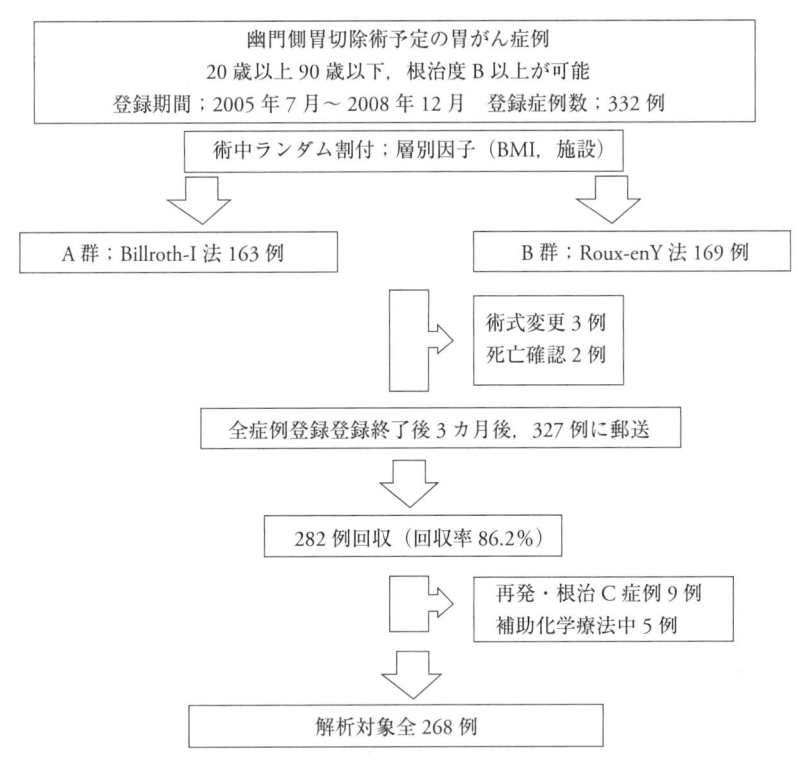

```
┌─────────────────────────────────────┐
│     幽門側胃切除術予定の胃がん症例      │
│ 20 歳以上 90 歳以下，根治度 B 以上が可能 │
│ 登録期間；2005 年 7 月～2008 年 12 月   │
│        登録症例数；332 例              │
└─────────────────────────────────────┘
             ↓
    術中ランダム割付；層別因子（BMI, 施設）
       ↙                    ↘
┌──────────────────┐   ┌──────────────────┐
│ A 群；Billroth-I 法 │   │ B 群；Roux-enY 法  │
│       163 例       │   │       169 例       │
└──────────────────┘   └──────────────────┘
                            ↓
                  ┌──────────────┐
                  │ 術式変更 3 例  │
                  │ 死亡確認 2 例  │
                  └──────────────┘
                            ↓
      全症例登録登録終了後 3 カ月後，327 例に郵送
                            ↓
           282 例回収（回収率 86.2%）
                            ↓
                  ┌──────────────────┐
                  │ 再発・根治 C 症例 9 例 │
                  │ 補助化学療法中 5 例   │
                  └──────────────────┘
                            ↓
                  解析対象全 268 例
```

図 1 「幽門側胃切除後再建（Billroth-I 法 versus Roux-enY 法）に関する無作為比較第 II 相臨床試験」試験デザイン[71), 73)]

り，かなりあり，非常にあり）にわけ自己評価していただき，合計点（0 点から 100 点）を算出する。細かな術後障害を見るため 20 の質問項目をさらに逆流症状，活動力障害，低血糖障害，下痢障害の 7 つに分類することができる。解析は，アンケート調査の評価項目をそれぞれの項目ごとに t 検定で行った。

III．結果

329 例のうち 282 例（回収率 86.2％）から回答を得た手術からアンケート実施までの期間の中央値 21 カ月（3～43 カ月）であった。アンケート結果に強く影響があると思われる再発根治度 C 症例 9 例ならびに補助化学療法 5 例を除く，268 例（B1

表1 患者背景と手術病理学的所見

	BI再建群 (n=163)	RY再建群 (n=166)	p
性別（男／女）	105/58	113/53	0.48
年齢（歳）	64.5±9.8	64.1±10.5	0.68
身長（cm）	161.3±8.3	161.1±9.7	0.89
体重（kg）	58.3±9.7	59.5±11.3	0.29
肉眼型（0/1/2/3/5）	120/5/18/17/3	118/9/18/20/1	0.66
腫瘍部位（L/M）	108/55	111/55	0.90
腫瘍 size（cm）	2.9±1.6	3.0±1.6	0.63
郭清（D1+/D2/D3）	58/105/0	59/106/1	0.63
手術時間（分）	180±48	214±44	<0.0001
出血量（ml）	210±217	220±181	0.66
m/sm/mp/ss/se	52/62/25/16/8	51/67/21/18/9	0.95
pN（−／+）	126/37	118/48	0.19
Cur（AB/C）	162/1	162/4	0.18
pStage（IA/IB/II/IIIA/IIIB/IV）	103/30/23/5/2/0	102/26/23/8/2/5	0.31

足立ほか[71]より。

表2 再建方法とDAUGS20の比較

	BI再建（132）	RY再建（136）	p
DAUGS20	24.8±11.6	23.6±11.4	0.411
第1因子（逆流症状）	0.7±0.6	0.5±0.6	0.0108
第2因子（活動力障害）	1.9±0.9	1.9±1.0	0.705
第3因子（食直後通過障害）	0.7±0.6	0.6±0.6	0.284
第4因子（移送障害）	0.8±0.8	0.7±0.7	0.180
第5因子（小胃障害）	1.8±1.0	1.8±1.0	0.989
第6因子（低血糖障害）	1.1±0.9	1.2±0.9	0.641
第7因子（下痢障害）	2.1±1.3	2.0±1.2	0.690

足立ほか[71]を改変。

群132例，RY群136例）を解析対象とした。手術後からアンケートまでの期間は3カ月から43カ月で，中央値は21カ月であった。表1に患者背景と手術病理学的所見を示す患者背景，占拠部位，腫瘍サイズいずれも差は認められなかった。手術の因子として出血に差は無かったが，手術時間はR-Y群で長い傾向が見られた。進行度についても差は見られなかった。DAUGS20は，障害の程度により点数が高くなる障害評価である（表2）。群間比較では，総合評価では，24.8±11.6 vs 23.6±11.4（p=0.411）と大差の無い結果であった。サブクラス解析では，逆流症状0.7±

0.6 vs 0.5±0.6（p＝0.0108）のみ，有意な差を持ってBl群に症状が多く見られた。

大阪大学医学部附属病院消化器外科（瀧口修司・宮崎安弘・高橋剛・黒川幸典
山崎誠・宮田博志・中島清一・森　正樹・土岐祐一郎）

Appendix 3

Ⅰ．引用文献

1) がんの統計編集委員会（2001），がんの統計〈2001年版〉，財団法人がん研究振興財団．
2) 山口建（2001）．がん生存者の社会的適応に関するする研究，平成12年度厚生労働省がん研究報告書，P. 276-P. 278.
3) 佐藤行彦，佐藤任宏，築野和雄，他（1990）：胃がん20年生存者の検討，埼玉県医師会誌489，P. 69-P. 70.
4) 山口建（2002）：がん生存者の社会的適応に関するする研究，平成13年度厚生労働省がん研究報告書，P. 820-P. 822.
5) 青木照明，羽生信義（2001）：胃切除障害のマネジメント，医薬ジャーナル．P21.
6) Banki, F. Mason, R. et. al (2002): Vagal-sparing esophagectomy-a more physiologic alternative, Annals of surgery, VOL. 263, NO. 3, P. 324-P. 325,
7) 湯浅淑子（2000）．食道がん術後患者の機能喪失に対する精神的看護，ストレスコーピング理論を用いて，消化器外科ナーシング，VOL. 5. NO. 5. P. 489-P. 498.
8) Wang, L. S. Huang, M, H. et. al (1992): Gastric substitution for respectable carcinoma of the esophagus: an analysis of 368 cases, Annals of Thoracic surgery, VOL. 53. NO. 2. P. 289-P. 294.
9) Collard, J, M. Otte, J, B. et. al. (1992): Quality of life three years or more after esophagectomy for cancer, 104(2), P. 391-P. 394.
10) Yamashita. et. al (1997): Gastrointestinal hormone in dumping syndrome and reflex esophagitis after gastric surgery, J-Smooth-muscle-research, VOL. 33. NO. 2. P. 37-P. 48.

11) 佐々木道江（1988）：胃切除術後患者の術式別食事援助，看護技術，VOL. 38. NO. 3. P. 41-P. 44.

12) 佐藤寿雄・亀山仁一他（1980）：胃切除術後遺症，特に術後愁訴からみた各種切除術式の検討，消化器外科，VOL. 3. NO. 10. P. 1663-P. 1669.

13) 金崎悦子（1992）：胃切除後5年を経過した患者の食生活及び身体愁訴に関する実態調査，愛媛県立医療技術短期大学紀要，第5号，P. 127-135.

14) Nakamura M, Kido Y (2004): Nursing assignment for gastrointestinal symptoms of post-gastrectomy patients in Japan. Paper presented at the Fifth International Nursing Research Conference; 67.

15) Jan Svedlund. et. al (1988): GSRS-A Clinical Rating Scale for Gastrointestinal Symptoms In Patients with Irritable Bowel Syndrome and Peptic Ulcer Disease, Digestive Diseases And Sciences, VOL. 33. NO. 2. P. 129-134.

16) 本郷道夫・福原俊一・Joseph Green（1999）：消化器領域におけるQOL —— 日本語版GSRSによるQOL評価 ——，診断と治療．VOL. 87. NO. 4. P. 731-P. 736.

17) 蛭子真澄（1994）：胃癌で手術療法を受ける患者の病名のうけとめと心理的プロセス，神戸市立看護短期大学紀要，P. 37-P. 45.

18) 中野美由紀（1997）：胃切除術を受ける患者の食事指導の見直し —— 食事・体重減少に対する不安を目指した術前からの関わり ——，JJPEN. VOL. 19. NO. 1. P. 81-P. 84.

19) 数間恵子・石黒義彦（1992）：胃がん術後患者の栄養状態回復と摂食行動および心理的社会要因との関連に関する研究（その3）身体計測による栄養常態回復評価指標の検討　日本看護科学学会誌，VOL. 12. NO. 1. P. 33-39.

20) 佐々木廸朗他（1974）：胃切除患者の術後生活について，臨床外科，VOL. 29. NO. 9・10. P. 1141-P. 1146.

21) Morii, -Y. Arita, -T. et. al (2000): Jejunal interposition to prevent postgastrectomy syndromes. Br-J-Surg, 87(11), P. 1576-P. 1579

22) Kitamura, K. Yamaguchi, T. et. al (1995). Total gastrectomy for early gastric canser, Jounal of surgical oncology, 60(2): 83-88.

23) 古賀成昌 (1995)：胃切除後の諸問題 ── 胃切除後症候群 ──，臨床総合，VOL. 37. NO. 1. P. 104-P. 109.

24) 大塚邦子他 (2003)：食道癌患者の看護，疾患理解とケアプランのための看護過程セミナー，ナーシングカレッジ 2003 年 5 月別冊 P. 138-P. 151.

25) 土岐祐一郎他 (2002)：食道癌の手術と術後合併症，消化器外科 NURSING, VOL. 7. NO. 10. P. 920-P. 925.

26) Esko, H (1985). Lack of body iron after total gastrectomy for adenocarcinoma of the stomach: a serum ferritin follow-up, International surgery, 70(4) 319-22.

27) Sinha, S. Padhy, A. K. et. al (1997): Dumping syndrome in the intra-thoracic stmach, Trop-Gastroenterol, VOL. 18. No. 3. P. 131-P. 133.

28) 看護学大辞典第．4 版．P. 1355.

29) 熊谷洋監修 (1999)：胃を切った人の後遺症，1000 人の後遺症と対策，共和ブックス．

30) 目時のり他 (1992)：胃切除後の患者指導 ── 退院後の患者の実態調査より ──，看護技術，VOL. 38. No. 3. P. 45-P. 48.

31) 前原澄子・野口美和子監修 (1991)：図説臨床看護学全集 ── 第 4 章消化・吸収機能の障害と看護 ──，P. 118-P. 160.

32) 安達秀雄，井山寿美子他 (1989)；胃切除患者の摂取状況 ── 摂取量の低下と味覚異常の関連について ──，鳥取大学医療技術短期大学部研究報告，13 号，P. 15-24.

33) 石本久美子 (1990)：胃癌患者における術後の食事援助 ── 嗜好，食欲，味覚などの変化を中心に ──，第 21 回成人看護 I 論文集．P. 22-P. 25.

34) 川島みどり編集 (2000)：看護実践の根拠を問う，第 11 章：胃癌術後患者に対する栄養状態回復および食べ方の支援，南江堂，P. 124-P. 137.

35) Schwarz, -A. Beger (1998): Gastric substitute after total gastrectomy clinical Relevance for reconstruction techniques, Langenbecks-Arch-Surg, Vol. 383. No. 6, P. 485-P. 491

36) Kono, K. Iizuka, H. et. al (2003): Improved quality of life with jejunal pouch reconstruction after total gastrectomy, American journal of surgery, Vol. 185, No. 2, P. 150-P. 154.

37) Hoshikawa, T. Denno, R. et. al (2001); Proximal gastrectomy and jejunal pouch interposition: Evalution of postoperative symptoms and gastrointestinal hormone secretion, Oncology Reports, VOL. 8, No. 6, P. 1293-P. 1299.

38) Svedlund, J. Sullivan, M. et. al (1999); Long term consequences of gastrectomy for patient's quality of life: the impact of reconstructive techniques, American Journal of gastroenterology, No94, Vol. 2, P. 438-P. 445.

39) 数間恵子（1992）：胃がん術後体重回復不良患者の「食べ方」に関する指導・相談プロトコール，日本看護科学学会誌．VOL. 12. NO. 1. P. 42-P. 43.

40) 数間恵子・石黒義彦（1991）：胃がん術後患者の栄養状態回復と摂食行動および心理的社会要因との関連に関する研究（その1）栄養常態回復と摂食行動の関連について，千葉大学看護学部紀要，VOL. 13. P. 47-54.

41) 数間恵子（1994）：日本人胃癌術後患者の摂食行動と筋肉量回復に影響を及ぼす心理社会的，身体的要因，民族衛生．VOL. 60. NO. 6. P. 342-354.

42) 数間恵子（1993）：胃癌術後体重回復不良患者の「食べ方」に関する指導・相談プロトコール退院後・遠隔期患者のセルフケア行動援助を目的として，日本看護科学学会誌，VOL. 13. NO. 3. P. 42-43.

43) 数間恵子・石黒義彦（1991）：胃がん術後患者の栄養状態回復と摂食行動および心理的社会要因との関連に関する研究（その2）栄養常態回復と摂食行動に影響する心理的社会　要因について，千葉大学看護学部紀要，VOL. 13. P. 55-65.

44) 新井浩子・二渡玉江（1991）：胃切除患者の術後6カ月間の摂食量の実態調査，日本看護学会22回収録，成人看護，P. 195-198.

45) 新井浩子他（1996）：胃切除患者の退院後の食生活 - 摂取量と間食の傾向，月刊ナーシング，VOL. 13. NO. 4. P. 40-43.

46) 川島みどり（1993）：口から食べることの意味と食事援助の考え方，臨床看護，VOL. 19. NO. 4. P. 465-469.

47) 奥川直子・水谷英美（1996）：うつ状態に陥った胃切除患者への食摂取の援助，臨床看護．VOL. 22. NO. 1. P. 15-P. 20.

48) 田村扶喜子他（1998）：胃切除術を受けた患者の食事摂取の進め方，── 全摘

出術と部分摘出術事例の比較を通して ──，ナースデータ，VOL. 19. NO. 5. P. 80-P. 82.

49) 宮路とも子，田村ゆかり，佐々木道江（1991）：胃切除術後患者の食事管理 ── 経口摂取カロリーを上昇させるために ──，第22回成人看護Ⅰ論文集，P. 194-P. 195.

50) 高橋美恵子（1987）：胃切除術に吻合部通過障害を起こした患者の看護，臨床看護，VOL. 13. NO. 8. P. 1153-P. 1160.

51) 高橋晴海（1999）：胃切除術を受け身体症状をもつ胃がん患者の退院後における適応状態，第18回日本看護科学学会学術集会論文集，P184-P185.

52) 大野和美（1998）：上部消化管の再建術を受けたがん患者が術後回復期に体験するストレス・コーピングの分析，食べることに焦点をあてて，聖路加看護学会誌，VOL. 3. NO. 1，（1344-1922）

53) DeVellis, R. F (1991). Scale development: Theory and applicaton, Sage Publications, Newbury park, CA.

54) Nancy Burns, Susan K Grove (2001): The Practice of Nursing Researdh of Chapter16: Measurement Strategies in Nursing Construting Scale, Version4. W. B. SAUNDERS COMPANY. P. 411-P. 451.

55) 岡谷恵子，河口てる子（1996）．尺度・測定用具開発プロセス，および日本語版（日本語訳）の手順，日本看護科学学会誌，16(1)，21-27.

56) 石井京子，多尾清子（1999）．ナースのための質問紙調査とデータ分析，医学書院，P. 47.

57) 比嘉勇人（2002）．Spirituality評定尺度の開発とその信頼性・妥当性の検討，日本看護科学学会誌，VOL. 22. NO. 3. P. 29-P. 38.

58) 河口てる子（2003）：松木光子・小笠原知枝編，これからの看護研究，第24章尺度開発，P. 347-P. 354. ヌーベルヒロカワ.

59) 芝祐順：因子分析法，P. 5，東京大学出版会.

60) Jones EG. (1987): Translation of qualitative measures for use in cross-cultural research. Nursing Res; 36: 324-27.

61) Jones EG, Kay M. (1992): Instrumentation in cross-cultural research. Nursing Res;

41: 186-88.

62) 小関真紀, 佐藤禮子, 菅原聡美：手術を受けた上部消化管がん患者が抱く自己の身体と社会生活に対する認識, 日本がん看護学会誌, 18巻, P. 142, 2004.

63) 上部消化管がん患者が新しい'自分らしさ'を築くことへの支援 ── 術後早期回復患者へのナラティブ・アプローチ ──, 日本がん看護学会誌, 18巻, P. 143, 2004.

64) 三浦美奈子, 井上智子：食道癌術後患者の食の再獲得の困難と看護支援, 第24回日本看護科学学会学術集会講演集, P. 352, 2004.

65) 馬場由美子, 佐藤禮子, 佐藤まゆみ：食道がん患者の手術療法後の退院直前における日常生活への取り組み, 第24回日本看護科学学会学術集会講演集, P. 353, 2004.

66) 伊藤美穂子, 松浦恵子他 (2000)：緩和医療への取り組み, 胃切除患者の病名を通して, 岩手県立病院医学会雑誌, VOL40, NO2, P. 255-P. 258, 2004.

67) 松村理史 (1996)：胃癌術後長期生存名におけるQOL推移に関する臨床的研究, 日本外科系連合会誌, VOL21, NO5, P. 853-P. 859.

68) 宮原透, 小山洋：胃癌術後愁訴とその対策 ── 心理医学的アプローチ ── も含めて, 日本外科学会誌, VOL91（臨時増刊）, P. 150.

69) 宮本幸男, 竹下正昭他 (1989)：胃全摘手術後愁訴の検討, 長期生存名を中心に, 日本臨床医学会誌, VOL51, NO3, P. 466-P. 471.

70) Yano M, et al. Prevention of gastroduodenal content reflux and delayed gastric emptying after esophagectomy: gastric tube reconstruction with duodenal diversion plus Roux-en-Y anastomosis. Dis Esoph 25: 181-187, 2012

71) 足立真一, 瀧口修司, 山本和義, 黒川幸典, 藤原義之, 中村美鈴, 森正樹, 土岐祐一郎：幽門側胃切除術後再建（Billroth-I法 vs Roux-enY法）に関する多施設共同無作為試験─QOLおよび術後機能障害のアンケート調査結果─, 『癌の臨床』, 56(5): 365-370, 2010

72) Misuzu Nakamura, Yoshinori Hosoya, Koji Umeshita, Masahiko Yano, Yuichiro Doki, Isao Miyashiro, Hideo Dannoue, Masaki Mori, Kentaro Kishi, Alan T. Lefor: Postoperative Quality of Life: Development and Validation of the "Dysfunction after

Upper Gastrointestinal Surgery" Scoring System, Journal of the American College of Surgeons, 213: 508-14, 2011.

73) Takiguchi S, Yamamoto K, Hirao M, Imamura H, Fujita J, Yano M, Kobayashi K, Kimura Y, Kurokawa Y, Mori M, Doki Y: A comparison of postoperative quality of life and dysfunction after Billroth I and Roux-en-Y reconstruction following distal gastrectomy for gastric cancer: results from a multi-institutional RCT. Osaka University Clinical Research Group for Gastroenterological Study. Gastric Cancer. 15(2):198-205, 2012.

Ⅱ．参考文献

1．尺度開発に関する参考文献

Jan Svedlund, et. al (1988): GSRS-A Clinical Rating Scale For Gastrointestinal Symptoms in Patients with Irritable Bowel Syndrome and Peptic Ulcer, Digestive Diseases and Sciences, 33(2), 129-134.

本郷道夫・福原俊一・Joseph Green（1999）：消化器領域におけるQOL —— 日本語版GSRSによるQOL評価 ——，診断と治療．VOL. 87. NO. 4. P. 731-P. 736.

佐藤正美（1996）：直腸癌肛門括約筋温存術後患者の排便障害とセルフケアに関する研究　その1．排便障害の実態と排便障害評価尺度の作成，日本ストーマ学会誌，P. 27-P. 38, Vol12, No1.

比嘉勇人（2002）：Spirituality評定尺度の開発とその信頼性・妥当性の検討，日本看護科学学誌，P. 29-P. 38, V Sol22, No3.

堤明純，萱場一則他（2000）：Jichi Medeical School ソーシャルサポートスケール（JMS-SSS）改訂と妥当性・信頼性の検討，日本公衆衛生学会誌，VOL. 47. NO. 10. P. 866-P. 878.

Yamamoto-Mitani-Noriko. et. al (2001): Scholarly-Inquiry-for-Nursing-Practice, 15(2): 113-35

塚本尚子（1998）：がん患者用自己効力感尺度作成の試み，看護研究，VOL. 31.

NO. 3. P. 198-P. 205.

MERLE H. MISHEL (1993): The Measurement of Uncertainty in Illness, Nursing Research, 30(5): 258-263, 1981 Development and Testing of The Mastery of Stress Instrument, Nursing Reserch, 42 (2), 68-73.

Janet B. Younger (1993)：Development and Testing of The Mastery of Stress Instrument, Nursing Reserch, 42(2), 68-73.

Ronald Melzak (1975): Ronald Melzak,; Measuring Health. Chapter 8, Pain Measuring

明智龍男他（1997）；Mental Adjustment to Canser（MAC）scale 日本語版の信頼性・妥当性の検討.

2. 尺度項目の作成に用いた文献
(1) 欧文文献

Hoksch, -B. Ablassmaier, -B. et. al (2002): Quality of life after gastrectomy: Longmire's reconstruction alone compared with additional pouch reconstruction. World-J-Surg. 26(83): P. 335-P. 341

Schmidt, -C. Schmid, -A. et. al (2001): Primary squamous cell carcinoma of the stomach. Report of a case and review of literature Hepatogastroenterology, 48(40), P. 1033-P. 1036

Tomita, -R. Fujisaki, -S. et. al (2001): A novel operative technique on proximal gastrectomy reconstructed by interposition of a jejunal J pouch with preservation of the vagal nerve and lower esophageal sphincter Hepatogastroenterology, 48(40), P. 1186-P. 1191

Hoshikawa, -T. Denno, -R. et. al (2001): Proximal gastrectomy and jejunal pouch interposition: evaluation of postoperative symptoms and gastrointestinal hormone secretion Oncol-Rep, 8(6), P. 1293-P. 1299

Hotta, -T. Taniguchi, -K. et. al. (2001): Postoperative evaluation of pylorus-preserving procedures compared with conventional distal gastrectomy for early gastric cancer, Surg-Today, 31(9), P. 774-P. 779

Tomita, -R. Fujisaki, -S. et. al (2001): Operative technique on nearly total gastrectomy reconstructed by interposition of a jejunal J pouch with preservation of vagal nerve, lower esophageal sphincter and pyloric sphincter for early gastric cancer., World-J-Surg, 25(12), P. 1524–P. 1531

Nakane, -Y. Akehira, -K. et. al (2000): Postoperative evaluation of pylorus-preserving gastrectomy for early gastric cancer, Hepato-gastroenterology, 47(32), P. 590–P. 595

Shinkawa, -H. Yasuhara, -H. et. al (2000): Gastric carcinoma presenting with extensive extraluminal growth: report of a case Surg-Today, 30(5), P. 432–P. 434

Tomita, -R. Fujisaki, -S. et. al (2000): Relationship between gastroduodenal interdigestive migrating motor complex and quality of life in patients with distal subtotal gastrectomy for early gastric cancer Int-Surg, 85(2), P. 118–P. 123

Tomita, -R. Tanjoh, -K. et. al (2000): Relationship between gastroduodenal interdigestive migrating motor complex and postoperative gastrointestinal symptoms before and after cisapride therapy following distal gastrectomy for early gastric cancer. World-J-Surg, 24(10), P. 1250–P. 1256

Morii, -Y. Arita, -T. et. al (2000): Jejunal interposition to prevent postgastrectomy syndromes. Br-J-Surg, 87(11), P. 1576–P. 1579

Svedlund, -J. Sullivan, -M. et. al (1999): Long term consequences of gastrectomy for patient's quality of life: the impact of reconstructive techniques. Am-J-Gastroenterol, 94(2), P. 438–P. 445

Ishigami, -S. Natsugoe, -S. et. al (1999): Strategy of gastric cancer in patients 85 years old and older Hepatogastroenterology, 46(27), P. 2091–P. 2095

Metzger, -J. Degen, -L. et-al (1999): Clinical outcome and quality of life after gastric and distal esophagus replacement with an ileocolon interposition. J-Gastrointest-Surg 3(4), P. 383–P. 388

Imada, -T. Rino, -Y. et. al (1998): Postoperative functional evaluation pylorus-preservung gastrectomy for early gastric cancer compared with conventional distal gastrectomy Surgery, 123(2), P. 165–P. 170

Kitabayashi, -K.. Akiyama, -T. et-al (1998): Gastric cancer occurring in a patient with Plummer-Vinson syndrome: report of a case. Surg-Today, 28(10), P. 1051–P. 1055

Schwarz, -A. Beger, -H-G (1998): Gastric substitute after total gastrectomy –clinical relevance for reconstruction techniques. Langenbecks-Arch-Surg, 383(6), P. 485-P. 491

Uras, -C. Yigitbasi, -R. et. al (1997): Restorative caecogastroplasty reconstruction after pylorus-preserving near-total gastrectomy: a preliminary study. Br-J-Surg, 84(3), P. 406-P. 409

Svedlund, -J. Sillivan, -M. et. al (1997): Quality of life after gastrectomy for gastric carcinoma: controlled study of reconstructive procedures. World-J-Surg, 21(4), P. 422-P. 433

Tanaka, -T. Kusunoki, -M. et. al (1997): Jejunal pouch length influences metabolism after total gastrectomy. Hepatogastroenterology, 44(15), P. 891-P. 896

Yamashita, -Y. Toge, -T. et. al (1997): Gastrointestinal hormone in dumping syndrome and reflux esophagitis after gastric surgery. J-Smooth-Muscle-Res, 33(2), P. 37-P. 48

Maruyama, -K. Sasako, -M. et. al (1996): Surgical treatment for gastric cancer: the Japanese approach. Semin-Oncol, 23(3), P. 360-P. 368

Ohwada, -S. Nakanura, -S. etal (1996): Short segment of left colon substitution following proximal gastrectomy. Hepatogastroenterolog, 43(11), P. 1256-P. 125

Tsuji, -Y. Kambayashi, -J. et. al (1995): Effect of recombinant human erythropoietin on anaemia after gastrectomy: a pilot study. Eur-J-Surg, 161(1), P. 29-P. 33

Buhl, -K. Lehnert, -T. et. al (1995): Reconstruction after gastrectomy and quality of life, World-J-Surg, 19(4), P. 558-P. 564

Kitamura, -K. Yamaguchi, -T. et. al (1995): Total gastrectomy for early gastric cancer. J-Surg-Oncol, 60(2), P. 83-P. 88

Salo, -J-A, Kivilaakso, -E (1990): Failure of long limb Roux-en-Y reconstruction to prevent alkaline reflux esophagitis after total gastrectomy. Endoscopy, 22(2), P. 65-P. 67

Edelman, -D-S. Russin, -D-J. et. al (1987): Gastric cancer in the elderly. Am-Surg, 53(3) P. 170-P. 173

Esko, -H (1985): Lack of body iron after total gastrectomy for adenocarcinoma of the stomach: a serum ferritin follow-up. Int-Surg, 70(4), P. 319-P. 322

Inokuchi, -K. Hattori, -T. et. al (1984): Postoperative adjuvant chemotherapy for gastric carcinoma. Analysis of data on 1805 patients followed for 5 years. Cancer, 53(11), P. 2393-P. 2397

Banki, -F. Manson, -R-J. et. al (2002): Vagal-sparing esophagectomy: a more physiologic alternative. Ann-Surg, 236(3), P. 324-P. 325

Mansour, -K-A. Bryan, -F-C. et. al (1997): Bowel interposition for esophageal replacement: twenty-five-year experience. Ann-Thorac-Surg, 64(3), P. 752-P. 756

Sinha, -S. Padhy, -A-K. et. al (1997): Dumping syndrome in the intra-thoracic stomach. Trop-Gastroenterol, 18(3), P. 131-P. 133

Johansson, -J. Johansson, -F. et. al (1996): Adenocarcinoma in the distal esophagus with and without Barrett esophagus. Differences in symptoms and survival rates. Arch-Surg, 131(7), P. 708-P. 713

Wang, -L-S. Huang, -M-H. et. al (1992): Gastric substitution for respectable carcinoma of the esophagus: an analysis of 368 cases. Ann-Thorac-Surg, 53(2), P. 289-P. 294

Collard, -J-M. Otte, -J-B. et. al (1992): Quality of life three years or more after esophagectomy for cancer. J-Thorac-Cardiovasc-Surg, 104(2), P. 391-P. 394

Hirai, -T. Iwata, -T, et. al (1992): Investigation of suitability of devascularized upper half of the whole stomach as replacement for the esophagus. Hiroshima-J-Med-Sci, 41(2), P. 25-P. 30

(2) 和文文献

孝富士喜久生（久留米大学　外科），武田仁良，他（1999）：胃上部癌術後の後遺症に関する検討，臨牀と研究（0021-4965），76(6)，P. 1138-P. 1141

孝富士喜久生（久留米大学　外科），武田仁良，他（1999）：再建法別からみた胃癌術後後遺症の検討，日本外科学会雑誌（0301-4894），100巻臨増，P. 649

青柳慶史朗（久留米大学　外科），孝富士喜久生，他（2000）：Stage IV 胃癌の検討とくに長期生存例について，日本臨床外科学会雑誌（1345-2843），61(5)，P. 1128-P. 1134

富田涼一（日本大学　第1外科），藤崎滋，他（2002）：80歳以上の高齢者胃癌手術症例における術後合併症関連について，日大医学雑誌（0029-0424），61(1)，P.

7-P. 11

清水潤三(堺市立堺病院), 龍田眞行, 他 (2001)：胃全摘後10年目に発生した急性pouch拡張症の一例, 日本消化器外科学会雑誌 (0386-9768), 34(7), P. 1129

佐野芳史(東京慈恵会医科大学 外科), 鈴木裕, 他 (2000)：胃癌術後のQOL改善をめざして 胃全摘術後ボタン型腸瘻, 日本外科系連合学会誌 (0385-7883), 25(3), P. 426

佐藤匡(仙台市医療センター), 結城豊彦, 他 (2000)：【胃食道逆流症の新たな展開】胃癌手術後における胃食道逆流症, 消化器科 (0289-8756), 30(2), P. 179-P. 184

篠藤浩一(千葉大学) (1999)：術後機能障害による幽門側胃切除後の再建法の検討, 千葉医学雑誌 (0303-5476), 75(5), P. 290

帆北修一(鹿児島大学 第1外科), 石神純也, 他 (1999)：胃上部癌に対する術式の選択と術後障害の検討, 日本消化器外科学会雑誌 (0386-9768), 32(2), P. 507

藤本敏博(金沢大学がん研究所), 山下要, 他 (1998)：幽門側胃部分切除術後の器械吻合に生じた狭窄に対する内視鏡治療 治療に難渋した2例を中心に, Gastroenterological Endoscopy (0387-1207), 40巻 Suppl. 2, P. 1679

杉山譲(弘前大学 医技短大), 小堀宏康, 他 (1997)：胃癌切除後胆石症 有症状化胆石手術例の臨床的特徴, 胆道 (0914-0077), 11(5), P. 403-P. 408

清水克彦(広島市立安佐市民病院), 秋山弘彦, 他 (1998)：胃切除後に発生した胆石イレウスの1例, 外科 (0016-593X), 60(1), P. 110-P. 112

角田直枝(筑波メディカルセンター) (1999)：【がんを抱えて生活していく人への援助】手術後の機能障害とリハビリテーション 胃全摘術 栄養摂取障害のリハビリテーションのための看護アセスメント, がん看護 (1342-0569), 4(6), P. 494-P. 495

小泉恵(東京医科歯科大学 大学院), 数間恵子, 他 (1998)：開腹術後のイレウス発症と生活行動に関する研究, 日本看護科学会誌 (0287-5330), 18(2), P. 63-P. 70

北郷邦昭（埼玉医科大学　第2外科），平山兼三，他（2001）：【胃癌の縮小手術の適応と限界】胃がん縮小手術の限界　術後再発例の検討，日本外科系連合学会誌（0385-7883），26(4)，P. 1081-P. 1082

KammoriMakoto（東京大学　消化管外科），SetoYasuyuki，他（2001）：胃癌の手術後9年目に認められた骨転移の1例（A Case of Bone Metastasis from Gastric Carcinoma After a Nine-year Disease-free Interval）（英語），Japanese Journal of Clinical Oncology（0368-2811），31(8)，P. 407-P. 409

岡崎誠（神戸掖済会病院）（2001）：胃全摘術後簡易式pouch-Roux-Y再建症例の検討，手術（0037-4423），55(4)，P. 561-P. 564

置坂喜美子（国立国際医療センター病院），数間恵子（2000）：胃術後患者の職場復帰に伴う症状の変化と食行動に関する研究，日本看護科学会誌（0287-5330），20(3)，P. 60-P. 68

伊藤美穂子（岩手県立福岡病院），松浦恵子，他（2000）：緩和医療への取り組み　胃切除患者の症例を通して，岩手県立病院医学会雑誌（0385-9320），40(2)，P. 255-P. 258

丸山圭一（国立がんセンター中央病院），笹子三津留，他（2000）：【胃癌術後のフォローアップ　再発と二次癌際策】胃癌術後の一般的チェックと治療，臨床外科（0386-9857），55(12)，P. 1369-P. 1372

八木真悟（石川県立中央病院），森下実，他（2000）：核医学的胃排出能機能検査による，幽門輪温存胃切除術に対する機能評価，石川県立中央病院医学誌（0287-1777），22，P. 63-P. 67

中井史郎（広島記念病院（共済））（1999）：胃癌縮小手術における術後QOLの検討，共済医報（0454-7586），48(1)，P. 1-P. 6

有田毅（有田胃腸病院），猪股雅史（1999）：早期胃癌に対する幽門側胃切除術後の再建術式による機能評価　特に迷走神経温存・幽門保存胃切除術（PPG）の有用性について，日本医事新報（0385-9215），3899，P. 25-P. 30

西田靖仙（札幌厚生病院），近藤征文，他（1998）：術式別にみた胃癌術後外来通院患者の自覚症状　患者対面調査を中心として，日本臨床外科学会雑誌（1345-2843），59増刊，P. 342

NakaneYasushi（関西医科大学　第2外科），AkehiraKeiji，他（1997）：癌に対しての胃全摘出後の空腸 Pouch と間置的再建（英語），Surgery Today（0941-1291），27(8)，P. 696-P. 701

末吉晋（久留米大学　外科），藤田博正，他（2002）：【老年者悪性腫瘍の外科治療 Quality of Life を考慮にいれて】高齢者食道癌の治療　Quality of Life を考慮にいれて，老年消化器病（0914-8590），14(1)，P. 3-P. 8

MitaniMasami（名古屋市立大学　2外），KuwabaraYoshiyuki，他（2002）：進行食道癌に対する姑息的切除の効果　連続24例の解析（The Effectiveness of palliative Resection for Advanced Esophageal Carcinoma: Analysis of 24 Consecutive Cases）（英語），Surgery Today（0941-1291），32(9)，P. 784-P. 788

河野辰幸（東京医科歯科大学　第1外科）（2001）：頭頸部癌，食道癌術後の嚥下障害　その評価と対策　食道癌術後の嚥下障害，耳鼻と臨床（0447-7227），47(2)，P. 119-P. 121

大田耕司（広島大学原爆放射能医学研究所），山下芳典，他（2000）：消化器愁訴（Dyspepsia）と消化管運動異常に関する研究　Dyspepsia 症状に基づく食道再建胃の機能評価，Therapeutic Research（0289-8020），21(5)，P. 1349-P. 1352

湯浅淑子（大阪府立成人病センター病院）（2000）：【消化管外科看護ケアスタディ22の症例から学ぶ】case 10　食道がん術後患者の機能喪失に対する精神的看護　ストレス・コーピング理論を用いて，消化器外科ナーシング（1341-7819），5(5)，P. 489-P. 498

佐藤行彦（大宮双愛病院），佐藤任宏，他（1990）：胃がん20年生存者の検討，埼玉県医師会誌489号，P. 65-P. 70

津村秀憲（越谷市立病院），他（1997）：幽門保存胃切除術と幽門側胃切除例 Billroth—I 法の術後障害の比較検討，日本外科学会雑誌（0301-4894），98巻臨増，P. 473

佐藤浩一（順天堂大学医学部附属伊豆長岡病院　外科），他（1996）：幽門保存胃切除術及び幽門保存胃切除術後の残胃粘膜の検討，Gastroenterological Endoscopy（0387-1207），38(2)，P. 1911

長尾成敏（がん研究会附属病院），他（1996）：胃がん術後の骨代謝障害について，

日本消化器外科学会雑誌（0386-9768），29(6)，P. 1523

利野靖（横浜市立大学　第1外科）（1996）：胃がん術後の食餌摂取量と骨障害との関連性についての臨床的研究，横浜医学（0372-7726），47(1)，P. 25-P. 29

中神克尚（群馬大学　第2外科），他（1996）：胃がん術後の逆流性食道炎についての検討，日本消化器外科学会雑誌（0386-9768），29(2)，P. 499

雨宮明文（国立相模原病院），他（1995）：胃がんの迷走神経温存手術と標準郭清手術における術後胆石症の検討，日本臨床外科医学会雑誌（0386-9776），56巻増刊，P. 288

杉山譲（弘前大学　第2外科），他（1994）：累積胆石発生率よりみた胃がん切除後胆石症の発生時期と発生頻度，日本臨床外科医学会雑誌（0386-9776），55巻増刊，P. 331

千田禎佐緒（秋田大学　第1外科），他（1994）：胃切除（B-1）術後通過障害の原因のひとつに上部十二指腸の機能障害があるのではないか？，日本消化器外科学会雑誌（0386-9768），27(2)，P. 626

旭博史（岩手医科大学　第1外科），他（1993）：胃がん手術症例に対する胃切除後障害の検討，日本消化器外科学会雑誌（0386-9768），26(6)，P. 1874

杉山譲（弘前大学　第2外科），他（1992）：胃がん切除後胆石症は術後何年まで発生したものとするか，日本消化器外科学会雑誌（0386-9768），25(6)，P. 1636

中村豊英（昭和大学医学部附属藤が丘病院　外科），他（1991）：胃がん切除例における逆流性食道炎の検討，Gastroenterological Endoscopy（0387-1207），33(12)，P. 2715

栗田啓（国立病院四国がんセンター），他（1991）：胃がん切除後の吻合部合併症の検討，日本がん治療学会誌（0021-4671），26(9)，P. 1804

綿貫重男（太田綜合病院附属太田西ノ内病院），三浦則正，他（1991）：胃がん切除後の縫合不全に対する検討，太田綜合病院年報（0285-1539），25号，P. 135-P. 141

仁瓶善郎（東京医科歯科大学　第2外科），他（1991）：定量的CT法による胃切除後骨代謝障害の検討，日本消化器外科学会雑誌（0386-9768），24(6)，P. 1484

小玉雅志（秋田大学　第1外科），小山裕文，他（1990）：胃癌手術後のQuality of

lifeアンケート調査より，日本臨床外科医学会雑誌 (0386-9776), 51(3), P. 466-P. 471

宮本幸男 (群馬大学 第2外科), 竹下正昭, 他 (1989)：胃全摘手術後愁訴の検討 長期生存例を中心に，日本臨床外科医学会雑誌 (0386-9776), 50(12), P. 2540-P. 2544

高橋正彦 (広島市民病院 (社保)), 他 (1988)：胃がん切除後の合併症についての検討，日本臨床外科医学会雑誌 (0386-9776), 49(9), P. 1771

増沢成幸 (横浜市立市民病院), 他 (1988)：胃広範囲切除後 (胃癌) の骨障害の検討，日本消化器外科学会雑誌 (0386-9768), 21(2), P. 734

金光徹二 (熊本大学 第2外科), 他 (1987)：消化管ホルモンからみた噴門側胃切除および胃全摘後の再建術式の検討，Pharma Medica (0289-5803), 5(3), P. 134

松村理史 (順天堂大学 第1外科) (1996)：胃癌術後長期生存例における QOL 推移に関する臨床的研究，日本外科系連合学会誌 (0385-7883), 21(5), P. 853-P. 859

藤岡嗣朗 (京都府立医科大学 第1外科), 沢井清司, 他 (1995)：早期胃癌術後の quality of lifeD1 郭清例の比較検討，日本消化器外科学会雑誌 (0386-9768), 28(12), P. 2242-P. 2247

松田昌三 (兵庫県立淡路病院), 大藪久則, 他 (1995)：stage Ivb 胃癌手術に対する患者側の評価，日本臨床外科医学会雑誌 (0386-9776), 56(8), P. 1556-P. 1564

喜安佳人 (愛媛県立中央病院), 他 (1993)：胃癌術後の逆流症状に関する検討 アンケート調査の結果から，日本消化器外科学会雑誌 (0386-9768), 26(6), P. 1873

添田耕司 (千葉大学 第2外科), 落合武徳, 他 (1992)：胃癌胃切除後症例における骨病変および骨代謝の検討，日本消化器外科学会雑誌 (0386-9768), 25(11), P. 2682-P. 2689

宮原透 (防衛医科大学校 第2内科) (1992)：術後の心身医学的諸問題 勤労者における胃癌切除後の検討，心身医学 (0385-0307), 32(8), P. 669-P. 674

船曳孝彦 (藤田保健衛生大学), 落合正宏, 他 (1993)：術後 quality of life からみた

幽門側胃癌根治術後の残胃十二指腸間空腸間置術の成績，日本消化器外科学会雑誌（0386-9768），26(1)，P. 26-P. 31

数間恵子（千葉大学　看），石黒義彦（1991）：胃がん術後患者の栄養状態回復と摂食行動および心理社会的要因との関連に関する研究（その 2）栄養状態回復と摂食行動に影響する心理社会的要因について，千葉大学看護学部紀要（0387-7272），13 号，P. 55-P65

佐藤康（東京医科歯科大学　第 1 外科），他（1987）：胃癌に対する胃切除術後の逆流症状に関する臨床的検討，日本臨床外科医学会雑誌（0386-9776），48(9)，P. 1555

町村貴郎（東海大学　外科），他（1994）：胸部食道癌術後後遺症とその対策　特に栄養障害と嚥下障害に関する検討，日本消化器病学会雑誌（0446-6586），91 巻臨増，P. 1632

岩淵圭（弘前大学　第 1 外科），加固紀夫，他（1993）：胃切除後食道癌 7 例の検討　手術に際しての問題点を中心に，日本臨床外科医学会雑誌（0386-9776），54(1)，P. 103-P. 107

奈良智之（東京医科歯科大学　第 1 外科），吉野邦英，他（1996）：食道癌術後 QOL の検討，日本臨床外科医学会雑誌（0386-9776），57(6)，P. 1316-P. 1320

河野辰幸（東京医科歯科大学　第 1 外科），吉野邦英，他（1995）：経口摂取からみた食道再建術後の問題点と対策，日本消化器外科学会雑誌（0386-9768），28(10)，P. 2072-P. 2076

山崎弘資（旭川医科大学　第 1 外科），北田正博，他（1993）：再建経路からみた食道癌術後の quality of life，日本臨床外科医学会雑誌（0386-9776），54(5)，P. 1157-P. 1160

索　引

[A–Z]

Cronbach の α 係数　28, 41, 37, 52, 59, 68
DAUGS32　75
EORCT QLQ–C30　4
G-P 分析　37, 40
GSRS　4
Guttman の折半法　37, 52, 59
I-T 相関分析　37, 40, 47
Pearson の相関係数　59
QOL　4, 71
Roux-Y 吻合術　12
STO22　4

[あ行]

胃亜全摘出術　11
胃管　13
胃がん　53
胃がんの手術　11
胃切除の術式　11
胃全摘出術　11
移送障害　43, 61, 77
痛み症状　43, 84
一般化した最小二乗法　60
因子構造　60
因子的妥当性　43, 52, 60, 69
因子得点　85
因子負荷量　27, 41, 47, 61
因子分析　27, 37, 41
鬱状態　18
栄養状態回復　17
嚥下障害　13
起こりうる倫理的問題　38
悪心・嘔吐症状　43, 84

[か行]

下位項目　52, 86
下位尺度の合計得点　69
回答率　88
概念の明確化　25
開発過程　68
化学放射線療法　86
活動障害　61

活動力障害　70, 76, 84
カルシウムの吸収障害　12
患者のプライバシー確保　38
既知グループ技法　28, 37, 43, 52, 59
機能障害　3, 6, 78, 86
逆流障害　43, 61, 76, 84
逆流性食道炎　11
共通性　47, 60
胸部食道癌　82
筋肉の萎縮　86
空腸　13
グループ特性　59
頚部リンパ節郭清　87
頚部リンパ節転移　85
下痢, 軟便　84
下痢障害　70, 77
研究結果の患者への告知　39
研究参加への同意　23, 30
研究デザイン　23
研究の意義　5
研究の枠組み　9
構成概念妥当性　37, 59, 69
国際的共同研究　71
困っている内容や問題　10
固有値　27
今後の課題　71

[さ行]

最小二乗法　60
再テスト法　52, 59
最尤法　60
鎖骨上リンパ節　86
暫定版　51
社会復帰　16, 55, 87, 90
尺度32項目　85
尺度開発　26
尺度項目の洗い出し　33
尺度項目の決定　34
尺度項目の検討　25
尺度第1案28項目　34
尺度の開発手順　25
尺度の信頼性　68
尺度の妥当性　68
主因子法　60

手術後の生活　6
術後QOL　16, 85
術後患者　10
術後機能障害　10, 16, 25, 27, 82, 90
術後機能障害評価尺度DAUGS　75
術後機能障害の評価　87
術後経過　53
術後後期の障害　12
術後早期の障害　12
術後の病態　10
守秘　29
症状の評価　3
小胃症状　11
承諾　29
上部消化管　10
食事に関する質問　84
食事療法　18
食直後通過障害　61, 76
食道がん　53, 66
食道がんの手術　13
食道再建術　13
食物通過障害　43, 84
食欲不振　17
身体症状　3
信頼性　27, 41, 59, 68
信頼性係数　52
心理状態　18
精神的・心理的不安　19
切除した食道の再建法　13
相関関係　40
早期ダンピング症候群　11
測定形式の決定　34

[た行]

対象属性　84
対処行動　18
妥当性　27, 59, 69
探索的因子分析　28, 37
ダンピング様障害　77
ダンピング様症状　43, 61, 84
ダンピング症候群　11
調査対象者の選出基準　23
調査内容　36
低血糖様障害　61, 77
統計学的な指標　48

[は行]

パイロットスタディ　25, 34
評価尺度　52
便の形成・排出障害　43
プリテスト　35
噴門側胃切除術　11
便通障害　61

[ま行]

迷走神経切離　70

[や行]

幽門側胃切除術　11, 69
予備調査　26, 36
予備調査の方法　25
予備調査の目的　33

[ら行]

臨床応用の有用性　68
臨床研究　78
臨床的応用　70
リンパ節郭清　82, 85, 86
リンパ節転移　82
倫理委員会　29
倫理的配慮　28, 37

【著者一覧】

中村　美鈴　自治医科大学看護学部・教授
細谷　好則　自治医科大学医学部・准教授
土岐祐一郎　大阪大学大学院医学系研究科・教授
矢野　雅彦　大阪府立成人病センター消化器外科・部長
Alan T. Lefor　自治医科大学医学部・教授

上部消化管がん患者の術後機能障害評価尺度

2014年2月28日　初版第一刷発行

著　者　中　村　美　鈴
　　　　細　谷　好　則
　　　　土　岐　祐　一　郎
　　　　矢　野　雅　彦
　　　　Ａｌａｎ　Ｔ．　Ｌｅｆｏｒ

発行者　檜　山　爲　次　郎

発行所　京都大学学術出版会
　　　　京都市左京区吉田近衛町69番地
　　　　京都大学吉田南構内（〒606-8315）
　　　　電　話　075-761-6182
　　　　ＦＡＸ　075-761-6190
　　　　振　替　01000-8-64677
　　　　http://www.kyoto-up.or.jp/

印刷・製本　㈱クイックス

ⓒ M. Nakamura, Y. Hosoya, Y. Doki, M. Yano, A. T. Lefor 2014
ISBN978-4-87698-390-2　　　　Printed in Japan
定価はカバーに表示してあります

本書のコピー，スキャン，デジタル化等の無断複製は著作権法上での例外を除き禁じられています．本書を代行業者等の第三者に依頼してスキャンやデジタル化することは，たとえ個人や家庭内での利用でも著作権法違反です．